Peter Wild
Mein Yogaweg zur Quelle

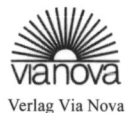

Verlag Via Nova

PETER WILD

Mein Yogaweg zur Quelle

EIN TAGEBUCH

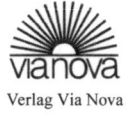

Verlag Via Nova

1. Auflage 2015

Verlag Via Nova, Alte Landstr. 12, 36100 Petersberg

Telefon: (06 61) 6 29 73

Fax: (06 61) 96 79 560

E-Mail: info@verlag-vianova.de

Internet: www.verlag-vianova.de

Umschlaggestaltung: Guter Punkt, München

Satz: Sebastian Carl, Amerang

Bild S. 7/9 © liewluck, shutterstock.com

Druck und Verarbeitung: Appel und Klinger, 96277 Schneckenlohe

ISBN 978-3-86616-322-5

INHALT

NICHTS ist von mir,
ich verdanke ALLES.

PETER WILD, AUGUST 2014

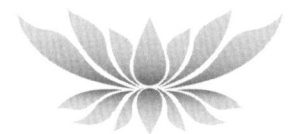

Wer in späteren Jahren Tagebuch schreibt, tut es, um etwas im Gedächtnis zu behalten, und es wird ihm dieses Tagebuch ganz von selbst zum Vorratsspeicher, zur Kammer, in der er seine Schätze birgt. Gestern jenes, heute dieses wahrgenommen, wichtig genommen, das darf doch nicht verlorengehen, darf doch nicht weggespült werden von neuen Eindrücken, es war doch für mich bestimmt.[1]

MARIE LUISE KASCHNITZ

JANUAR

Nachdem er Askese geübt hatte, erkannte er:
Brahman ist Freude.
Denn aus der Freude werden die Lebewesen geboren,
in der Freude leben sie, wenn sie geboren sind,
in die Freude gehen sie ein, wenn sie aus dieser Welt scheiden.[2]

TAITTIRĪYA-UPANISHAD III,6

Zu meinen Wünschen am Beginn eines neuen Jahres gehört immer auch der Wunsch, mein Yogawissen auszuweiten und meine Yogapraxis zu vertiefen. Ich bin gespannt, in welche Richtung es dieses Jahr gehen wird.

Praxis: Pranayama-Übungen!? Ich habe allerdings Respekt vor diesen Übungen, mein Körper erinnert sich noch immer an die schmerzhaften Erfahrungen vor fast dreißig Jahren, als ich einzelne Übungen vermutlich falsch angepackt und meinen Körper überfordert hatte.

Wissen: die Chakren, aber auch die erneute Lektüre einiger Basis-Texte. Mich lockt auch die Biographie Buddhas. Eigentlich war er ein Yogi, aber ein Yogi, der über die Yoga-Praktiken hinauswuchs, sie hinter sich ließ. Oder müsste man den ganzen Buddhismus, zumindest die ursprüngliche Lehre des Buddha, als eine Yoga-Variante betrachten? Inwiefern haben die Yoga-Vorgaben Buddha geprägt – über seinen Ausstieg aus dem Yoga hinaus?

* * *

Bei Georg Feuerstein habe ich im Zusammenhang mit dem Bhakti-Yoga den lapidaren Satz gefunden:

Love is the *practice* of happiness.[3]

Wie soll ich den Satz für mich übersetzen?

> Liebe ist die *Praxis* des Glücks.
> Glück, in *Praxis* umgesetzt, ist Liebe.
> Liebe ist *praktiziertes* Glück.
> Glück, *praktiziert,* ist Liebe.
> Liebe + *Praxis* = Glück.

Ist *Praxis* das richtige Wort? Geht es um die Tätigkeit, um Handlungen? Geht es um die innere Haltung als Voraussetzung jeglicher Tätigkeit?

Georg Feuerstein bestimmt den Ursprungsort dieser Liebe: das Herz.

> Die Liebe fließt aus dem *Anahata-Chakra,* dem Herz-Zentrum,
> wo der Yogin den »nicht-angeschlagenen« *(anahata)* Ton vernimmt,
> den Klang der Ewigkeit.[4]

Anahata: ein Wort, das einen Gegensatz zur Alltagserfahrung formulieren will. Im Alltag hören wir immer wieder Geräusche und Klänge; bei Alltagsgeräuschen, auch bei Musikinstrumenten, können wir der Quelle des Klangs nachgehen, wir können den Augenblick festlegen, in dem ein Klang entsteht, angeblasen, gezupft, angeschlagen wird. Im Bewusstsein des Herzens – so die Bedeutung von *anahata* – können wir Klänge wahrnehmen, deren Quelle und deren Entstehung sich uns entziehen, und doch sind sie gegenwärtig, wir können in sie eintauchen. So der Klang der Liebe.

* * *

Heute morgen habe ich wieder mit der Praxis der tibetischen Niederwerfungen[5] begonnen, nachdem ich sie monatelang aus Rücksicht auf meine Knie ausgelassen habe. Ich schätze sie, sie tun mir gut, vor allem, wenn ich sie im Atemrhythmus vollziehe.

Bei einem ersten Einatmen dehne ich meinen Körper und meine Arme nach oben, dann, während des Ausatmens, kehre ich mit den Armen und Händen zurück, berühre dabei mit den zusammengelegten Händen den Scheitel, die

Stirn, den Kehlkopf und den Herzraum. Ich genieße den Wechsel von Einatmen und Ausatmen, von Dehnung und Entspannung als etwas Lustvolles.

Meistens bleibe ich, die Hände vor dem Herzraum gefaltet, zwei, drei Atemzüge lang in der Position.

Bei einem Ausatmen gehe ich leicht in die Hocke und beuge mich gleichzeitig nach vorn, bis ich die Hände auf dem Boden abstützen kann. Ich bringe dann meine Knie auf den Boden, nehme den Fersensitz ein und berühre mit der Stirn den Boden. Bei einem Einatmen richte ich mich im Fersensitz auf, wobei die Hände mit dem Boden in Kontakt bleiben; beim folgenden Ausatmen beuge ich mich im Fersensitz nach vorn, lege die Stirn erneut auf den Boden und schiebe nun die Arme und Hände so weit wie möglich nach vorn.

Beim Einatmen stütze ich mich leicht auf meine Hände und Arme, so dass ich den Körper aus dem Fersensitz heraus nach vorne schieben kann, beim Ausatmen lege ich mich flach auf den Boden, die Hände und Arme nach vorne gedehnt.

Beim Einatmen hebe ich die gefalteten Hände über den Kopf, beim Ausatmen lege ich sie auf den Boden zurück.

Beim Einatmen gebe ich wieder Kraft in die Hände und Arme, stütze mich leicht ab und beuge den Kopf, die Nackenwirbel, den Schulterbereich ein klein wenig nach hinten. Beim Ausatmen lege ich mich auf den Boden zurück.

Beim Einatmen gebe ich erneut Kraft in die Hände und Arme, stütze mich ab und schiebe den ganzen Körper zurück in den Fersensitz, beim Ausatmen beuge ich mich aus dem Fersensitz nach vorn; die Stirn berührt wiederum den Boden.

Beim Einatmen stütze ich mich stark auf die Hände und Arme, hebe das Becken, stelle mich auf die Füße, dehne die Beine, sodass es noch einmal zur großen Verneigung kommt, dann richte ich mich ganz auf und falte die Hände auf Herzhöhe, verweile.

Ich mag die tibetischen Niederwerfungen, weil sie mir meine körperliche Größe ins Bewusstsein bringen, sowohl wenn ich stehe als auch wenn ich auf dem Boden liege. Sie schenken mir mein ganz persönliches Maß. Ich erinnere mich an Fotos und Filmausschnitte, auf denen Männer oder Frauen mit diesem ihrem Maß ihren Pilgerweg abmessen: Im Augenblick, da sie sich während der Niederwerfung auf den Boden legen, schieben sie mit ihren Händen ein Holzbrettchen nach vorne. Nach dem Vollzug der Niederwerfung schreiten sie zum Holzbrettchen und beginnen dort die nächste Niederwerfung. Als ich im vergangenen Sommer in Mont Pèlerin am Festtag zur Geburt Buddhas teilnahm, vollzogen viele der anwesenden Gäste, sowohl die Mönche als auch die Laien, diese Niederwerfungen, im Tempel von Les Tassonneyres selber, in der ehemaligen Villa von Anne Ansermet wie auch als Umkreisung des Tempels durch die Wiesen und Gärten; die einen taten es sportlich schnell, die andern ließen sich Zeit.

* * *

Marie-Madeleine Davy[6] nennt Henri Le Saux einen »Menschen des Lichts«, der »in den Abgrund des Schweigens eingetreten« ist. Sie sagt von ihm, er sei »von der Religion der Seele übergegangen zur Religion des Geistes, um schließlich auch über diese hinauszugehen«. Sie bringt dann die Religion der Seele mit dem Bhakti-Yoga zusammen, die Religion des Geistes mit dem Jnâna-Yoga.

* * *

In den Yoga-Sutren des Patanjali wird ein großes Gewicht auf die bewusste Alltagsgestaltung gelegt – was heute, soweit ich das wahrnehmen kann, bei den meisten Yoga-Schulen kaum mehr gepflegt oder berücksichtigt wird. Ich frage mich, ob nicht das Fehlen dieser Alltagsgestaltung ausschlaggebend dafür ist, dass der Yoga für viele zu einem selbstgefälligen Fitness-Training geworden ist. Was Patanjali fordert, hat asketischen Charakter. Wer nimmt bei uns Vorschläge zur Askese noch ernst?

Michael Gentschy gibt *yama* und *niyama* wieder mit der präzisierenden Übersetzung:
yama: »das soziale Umfeld betreffende, allgemeingültige Gebote«
niyama: »individuelle Disziplin«[7].

Yama umfasst: Gewaltlosigkeit, Wahrhaftigkeit, Nicht-Besitz-Ergreifen, Keuschheit (rechter Umgang mit den Trieben), Nicht-Horten.

Niyama umfasst: Reinheit von Körper, Gedanken und Herz, Genügsamkeit, Askese (innere Glut), Studium heiliger Schriften (verbunden mit dem Studium des eigenen Selbst), Selbsthingabe an Gott.

Michael Gentschy bemüht sich, bei der Auflistung dieser inneren Haltungen die entsprechenden Parallelen der christlichen Spiritualität anzufügen. Dadurch betont er die ethische Basis, die jeglichem Training vorausgeht, oder anders gesagt: Das Training führt nur zum Ziel, wenn es auf der richtigen inneren Haltung basiert.

> Der Lebenspraxis wird besonders im klassischen Yoga eine wichtige instrumentelle Funktion zugeschrieben: Wie das Pflügen des Feldes unumgänglich ist, damit die Saat auf gut bestelltem Boden aufgehen kann, so ist auch ein von ethischem Handeln geprägtes Leben unverzichtbare Voraussetzung für die tiefere spirituelle Erfahrung. Dieser Tatsache wird das Aufbauschema des klassischen Yogasystems von Patanjali gerecht, indem es die ethischen Voraussetzungen *(Yama* und *Niyama)* an erster Stelle beschreibt.[8]

Ich verstehe die Vorschläge, die unter *yama* angeführt werden, als Einladung, die persönliche Sicherheit nicht mehr ans Haben zu binden, ans Verfügen und ans Vermögen, sich durchzusetzen. Wer auf diese Formen machtvoller Absicherung verzichtet, braucht eine neue, andere Sicherheit, die innere Sicherheit: Diese entfaltet sich dann in der Yoga-Praxis. Oder: Sie baut sich in der Yoga-Praxis auf.

* * *

Der Satz von Georg Feuerstein »Love is the *practice* of happiness« läuft mir nach. Ich habe deshalb beschlossen, ihn für ein paar Wochen in meine Meditation zu nehmen. Bei den ersten Meditationen war er einfach als Satz da, in meinem Herzen, in meinem Bewusstsein; ich habe mich bemüht, mich durch nichts von diesem Satz ablenken zu lassen, auch nicht durch Kommentare und Geschichten, die diesen Satz zu vertiefen scheinen. Es genügt, den Satz gegenwärtig zu halten, ihn von Zeit zu Zeit während des Ausatmens langsam in mich hineinzusprechen – oder ihn zu hören, als ob er meinem eigenen Herzen eingefallen wäre und mir nun bewusst würde, wie eine Wahrheit, die es schon lange in mir gibt und die sich nun äußern will, in Worten und im alltäglichen Verhalten.

Ich merke zudem, dass die englischen Worte anders wirken als die deutschen: love – practice – happiness... Leichter? Lustiger? Weniger besetzt? Ist es der Rhythmus? Die englischen Worte lassen mehr Raum, sie bleiben einfach Klang. Die deutschen Worte werden mir schneller zum Programm.

Welche Art von Glück will aufkommen?

Gut christlich geprägt, ertappe ich mich dabei, dass meine Gedanken bei »Liebe und Praxis und Glück« um die Zuwendung zu einem andern Menschen kreisen, das ist Liebe; und das Glück erfüllt uns dann beide... Georg Feuerstein hat diesen Satz aber im Zusammenhang mit dem Bhakti-Yoga formuliert: »Liebe« meint also die verehrende Zuwendung Gott gegenüber; alles, was ich denke, plane, tue, ist auf Gott ausgerichtet, ist Hingabe an/im Göttlichen; »Glück« ist eine Art Echo in meinem Herzen dafür, dass ich mit dieser Hingabe genau richtig liege...

Auch die Meditation dieses Satzes ist Liebe. Auch in der Meditation dieses Satzes erfüllt mich Glück. – Wenn ich meditiere und so den Raum schaffe, dass dieses grundsätzliche Glück (der nicht-angeschlagene Ton) mich erfüllen kann, vollzieht sich die Liebe.

* * *

Wenn ich die Angaben in den Büchern richtig verstehe, hat sich Gotama Buddha, als er seine Familie und seine gesellschaftlichen Verpflichtungen aufgab, zuerst zwei mehr philosophisch ausgerichteten spirituellen Lehrern zugewandt; diese propagierten bestimmte Meditationstechniken, die zu Bewusstseinsveränderungen führten. Der eine hieß Alara Kalama, der andere Uddaka Ramaputta. Die Lehr- und Übungssysteme der beiden Lehrer erfasste Gotama Buddha schnell, und er bekam den Eindruck, dass sie ihm, im Hinblick auf die

Fragen, die er mitbrachte, nicht weiterhalfen. Anschließend widmete er sich asketischen Techniken, die, aus heutiger Sicht betrachtet, dem Zweck dienten, das Ich-Bewusstsein mit all seinen natürlichen Reaktionen aufzulösen.

> Langsam gewöhnte er sich an die wilde Umgebung und begann eine rigorose Askese. Fast sechs Jahre betrieb er Atemübungen bis zum Kollaps, Hungeraskese bis zur Ausmergelung. Schließlich waren, so heißt es, seine Glieder wie dürre Lianen, sein Gesäß wie ein Ochsenhuf, sein Rückgrat wie eine Kugelschnur, seine Rippen wie die Sparren einer eingefallenen Hütte und seine eingesunkenen Augen wie die Widerspiegelung von Sternen in einem tiefen Brunnen.[9]

Gotama Buddha ist bei Männern in die Lehre gegangen, die zur Samana-Bewegung gehörten, einer Bewegung, die vieles von dem vorwegnahm, was später die Yogis auszeichnete.

Wenn ich in den *Reden Gotamo Buddhos*, die von Karl Eugen Neumann übersetzt und herausgegeben worden sind, lese – ich mag die Lektüre dieser schweren Bände, stutze aber immer wieder über die Wiederholungen im Text, Signale der mündlichen Sprache und des Gedächtnistrainings, – fällt mir auf, dass Gotama Buddha in mehreren Reden auf diese streng asketischen Jahre anspielt, beispielsweise in der Rede *Das Haarsträuben*. In ihr werden die asketischen Praktiken kunstvoll zusammengestellt unter den Stichworten: inbrünstig, rauhsinnig, wehmütig, abgelöst. Was jeweils aufgezählt wird, hört sich wie eine umfassende Auflistung aller Möglichkeiten an, etwa im Zusammenhang mit dem Erbetteln der Nahrung:

> Ein Unbekleideter war ich, ein Ungebundener, ein Handverköster, kein Ankömmling, kein Abwärtling, gestattete keine Darreichung, keine Vergünstigung, keine Einladung, spähte beim Empfangen des Almosens nicht nach dem Topfe, nicht nach der Schüssel, nicht über die Schwelle, nicht über das Gitter, nicht in den Kessel hinein.[10]

Unter dem Stichwort der »Inbrunst« werden Beispiele der Hingabe und des Eifers aufgeführt, das Stichwort der »Rauhsinnigkeit« meint die Vernachlässigung der Körperpflege – etwas, was mit der klassischen Yoga-Tradition nicht zu verbinden ist, vgl. *sauca*, Reinheit im Rahmen von *niyama* bei Patanjali, vielleicht bei Patanjali auch bereits eine Abwehr von extremer Askese –, die »Wehmut« ist das Stichwort für das Mitleiden, jene Form der liebevollen Zuwendung, die später den Buddhismus ausgezeichnet hat. Die »Ablösung« schließlich ist ein anderes Wort für die Einsamkeit, für den bewussten Rückzug aus der menschlichen Gemeinschaft, wiederum in einem extremen Sinn: Gotama Buddha wollte niemanden sehen und von niemandem gesehen werden.

Die Rede *Das Haarsträuben* zielt auf die Formulierung »ein wahnloses Wesen«. Gotama Buddha bezeichnet mit »Wahn« das unreflektierte Verhalten der Durchschnittsmenschen, aber auch die unterschiedlichen Varianten asketischer Praxis. Nur die richtige Einsicht der Geisteskraft befreit von solchen Wahnvorstellungen; und genau um diese Einsicht hat Gotama Buddha auf seinem »mittleren Weg« gerungen.

Bei Thich Nhat Hanh habe ich eine Art Sinn-Echo auf diese Spannung von richtiger Askese und der Auflösung einer zur Leistung verkommenen Askese gefunden.

> Wenn du am eigenen Leib erfahren hast, wie es ist, hungern zu müssen, weißt du, dass es einem Wunder gleichkommt, Essen zu haben. Wenn du unter der Kälte gelitten hast, weißt du die Wärme zu schätzen. Wenn dir Leid widerfahren ist, bist du dankbar für die paradiesischen Elemente des gegenwärtigen Augenblicks.[11]

* * *

ahimsa (Gewaltlosigkeit) ist die erste Haltung, die im Rahmen von *yama* gefordert wird. Haltung meint: Nicht nur unser Tun, sondern auch unser Sprechen und unser Denken sollten von Gewaltlosigkeit geprägt sein.

Seit ich mich mit Mahatma Gandhi und seiner politischen Tätigkeit beschäftigt habe, fasziniert mich die Kraft der Gewaltlosigkeit. Nur vermute ich, dass *ahimsa* im ursprünglichen Yoga in einem anderen Zusammenhang steht: Die Gewaltlosigkeit bildet die Voraussetzung für eine ruhige, abgeklärte innere

Verfassung; nur so kann das menschliche Bewusstsein Gott wahrnehmen. »Körper und Seele [werden] durch das Praktizieren von »*Ahimsa*« in eine *satt-vische* Verfassung gebracht [...], in einen ausgeglichenen, abgeklärten Zustand, der die Erkenntnis Gottes im eigenen Selbst ermöglicht.«[12]

* * *

Heute ist mir wieder bewusst geworden, wie schnell ich in der Meditation dazu übergehe, meinen Atem zu führen, ihn in seinem Fluss zu bestimmen. Als ob ich ihn nicht loslassen, ihm nicht trauen könnte.

Das Selbstverständliche des Atems:
Und wenn ich den Atem führe, kann ich auch so atmen, dass es sich wie Glück anfühlt. Aber ich möchte nicht dieses herangeführte Glück, ich möchte das Glück des selbstverständlichen Atems.

Im Rahmen eines Sesshins hat uns Kiichi Nagaya Roshi dazu angehalten, den Atemfluss, die Atembewegung nicht innerhalb des eigenen Körpers wahrzunehmen, sondern im Außen, im Raum, bevor er unsere Nase erreicht. Damals verstand ich diese Aussage als Provokation, als Paradox, um uns von einer falschen, krampfhaften Fixierung auf den Atem abzubringen. Heute verstehe ich sie im Sinne des selbstverständlichen Atems.

* * *

Vollzug von *Tadâsana*, der Stellung des Bergs, eine der Yogapositionen, die mich reizen, sie von ihrer symbolischen Bedeutung her anzugehen. Mein aufgerichteter, gedehnter Körper bildet einen Berg nach, die Erde, wie sie sich dem Himmel entgegenstreckt. – Heute, bei soviel Le Saux-Lektüre, musste es für mich der Arunâchala sein, dieser heilige Berg am Rand der Stadt Tiruvannamalai; Ramana Maharshi hat sich in seinen Höhlen aufgehalten; während der Schweigewochen in seinen Höhlen hat Henri Le Saux diesen Berg ebenfalls liebgewonnen.

Meine Berge? Hasenmatt, Rigi, Jungfrau – in ihrer ganzen Größe, wenn ich unten auf der Biglenalp stehe – Kaldbakur, Snæfellsnessjökull, zehn Tage lang habe ich ihn von den verschiedenen Seiten betrachtet, umwandert, auf sein licht-volles Erscheinen gewartet, da er sich in den ersten Tagen unseres Aufenthalts in Hellissandur stets in ein kleineres oder größeres Wolkenband einhüllte.

* * *

Nicht-Horten: Meine Frau und ich haben darüber gesprochen, dass wir unsere Bibliothek verkleinern wollen. Ich bin ganz damit einverstanden, aber ich weiß aus früheren Erfahrungen, wie schwer es mir werden wird, bestimmte Bücher wegzugeben. Im Zusammenhang mit Büchern wird mir der Zug zum Horten nachvollziehbar. Da stehen viele Bücher, in denen ich seit Jahren nicht mehr gelesen habe, die ich möglicherweise auch nie mehr lesen werde. Aber ihre Gegenwart erinnert mich an meine persönliche Lese-Geschichte; ich habe mit ihnen Zeit verbracht, sie haben mir Welten eröffnet, mir je nachdem Informa-tion, Spannung, Unterhaltung geschenkt. Die Vorgänge des Schreibens und des Lesens finde ich ein packendes Geschehen: dass diese Zeichen Bedeutung in sich tragen, Inhalte vermitteln, dass mir etwas aufgeht, wenn ich diese Zei-chenfolge betrachte. Und Bücher sind etwas Schönes, sie sind fassbar, riechen eigen, das Geräusch der Buchseiten, wenn sie umgeblättert werden, ist ein guter Klang. Einige Bücher sind mit mir seit Jahren unterwegs. Eigentlich gebe ich etwas von mir auf, wenn ich Bücher weggebe...

Nicht horten, Peter!!!

* * *

Hier in dieser Burg Brahmans [dem Körper] befindet sich eine Kammer in der Form eines kleinen Lotos. In seinem Innern ist ein kleiner leerer Raum. Was sich in diesem Raum befindet, das soll man suchen, das soll man erkennen!

[... Denn] dieses altert nicht, wenn der Körper altert, es stirbt nicht, wenn der Körper getötet wird: Dies ist die wahre Brahman-Burg, darin sind alle Wünsche enthalten. Dies ist der Ātman, frei von Sünde, alterslos, todlos, leidlos, frei von Hunger und Durst. Seine Wünsche sind wahr, seine Absichten sind wahr.[13]

Ein Textabschnitt aus der Chāndogya-Upanishad, eine Beschreibung des Herzens, die mir lieb ist: die Herzenskammer im Körper, die dem Göttlichen Raum bietet, die ins Göttliche übergeht. Diese Vorstellung der Herzenskammer – eine Vorstellung aus Erfahrung? aus Sehnsucht? – taucht in den Upanishaden immer wieder auf, auch im Gespräch zwischen dem König Janaka und dem Weisen Yājnavalkya, das in der Brhadāranyaka-Upanishad überliefert wird:

> [König Janaka sprach:] Vidagdha Śākalya sagte mir:
> Das Herz ist Brahman.
>
> Wie einer spricht, der Mutter und Vater hat, der einen Meister hat, so sagte Śākalya: Das Herz ist Brahman, denn wie kann einer ohne Herz leben?
>
> Hat er dir auch dessen Ruheort und Grundlage genannt?
>
> Nein, das hat er mir nicht genannt.
>
> Das ist nur ein Fuß des Brahman[14], o König.
>
> So sage du es uns, Yājnavalkya!
>
> Das ist selbst der Ruheort, der leere Raum ist seine Grundlage. Man soll darüber meditieren als das Beständige.
>
> Was ist Beständigkeit, Yājnavalkya?
>
> Eben das Herz, o König!, antwortete er. Das Herz ist der Ruheort aller Wesen. Das Herz, o König, ist der Grund aller Wesen, im Herzen sind alle Wesen gegründet. Das Herz ist daher das höchste Brahman. Wer es so weiß und darüber meditiert, den verlässt das Herz nicht und alle Wesen strömen ihm zu. Er wird selbst ein Gott und geht zu den Göttern![15]

Ist das Glück, dem ich in der Meditation nachspüre, ein Glück dieses Herzraums oder ein Glück meiner Emotionalität? Können die »Glücke« ineinander übergehen? Oder muss zuerst das eine Glück zu Ende gehen, damit sich das andere einstellen kann? – Ich meine, Übergänge erleben zu können. Oder mache ich mir etwas vor?

* * *

Wenn ich im Rahmen meiner Meditationsseminare Yoga anleite, staune ich immer wieder, welch dichte Atmosphäre im Raum aufkommt. Die Aufmerksamkeit für den Körper, die die Übungen von uns verlangen, das Verweilen im Körper, die entschleunigten und entschleunigenden Bewegungen, die zum Vollzug der Asanas gehören – das alles schafft eine tiefe Sammlung. Wir sind, im besten Sinn, bei uns, was auch der Gruppe als ganzer eine Sammlung schenkt.

Diese Atmosphäre ist mit ein Grund, weshalb ich mich scheue, korrigierend einzugreifen, falls bei Einzelnen im Vollzug der Übungen ein Körperbereich »falsch« zu liegen kommt… Ich erlebe den Fehler als zweitrangig im Vergleich zur Atmosphäre; er wird sich im Laufe der Zeit selber korrigieren, allem Anschein nach ist die innere Erfahrung auch samt Fehler möglich. – Auf der anderen Seite kenne ich auch die Erfahrung, dass sich durch »notwendige« Korrekturen (in der Bewegung, in der Haltung) der Körper seelisch neu öffnen kann. Er beginnt zu leuchten. Es ist, als ob eine Asana eine Idealhaltung vorgeben und der Körper, sobald er in sie hineinfindet, in ihr zur Erlösung gelangen würde. – Ist »Erlösung« ein zu großes Wort? Eher: Selbstfindung, Einverständnis mit sich selber, ein körperliches Aha-Erlebnis?

* * *

»Love is the *practice* of happiness« – meine Meditation.

War es Ablenkung, war es Meditation?

Der Satz führte zu einem langsam fließenden Bilderstrom; alltägliche Szenen, in denen Glück geschah, Augenblicke offensichtlichen Glücks, Augenblicke unbewussten Glücks, es gab auch »Szenen« – stimmt das Wort dann noch? –, in denen keine Menschen vorhanden waren, zumindest: Ich sah sie nicht, in denen es aber von der Qualität her ebenfalls Glück gab; beispielsweise ein Küstenabschnitt der Insel Usedom, die Bewegung der Wellen und der Möwen, die Ruhe der umspülten Buhnen, die Bäume, ein leichter Wind, und immer kräftiger die Wellen. Ich frage mich, ob es sich um eine Ferienerinnerung handelt. Wahrgenommen habe ich es anders: Es handelte sich nicht um ein Ferienglück, schon gar nicht um mein Ferienglück, das Glücks-Spiel der Wellen, des Winds, der Vögel geschah ohne mich. All diese Szenen waren mit der Liebe in meiner Herzenskammer verbunden. Und die Verbindung zum Herzen blieb, als der Bilderstrom schon lange keine Rolle mehr spielte.

FEBRUAR

Man soll das Denken so lange zügeln,
bis es sich im Herzen auflöst:
das ist die Erkenntnis, das ist die Erlösung!
Alles andere sind nur unnütze Worte.
Wenn der Geist durch Versenkung von allem Übel gereinigt ist,
wie groß ist die Freude dessen, der in den Ātman eingeht!
Kein Wort kann diesen Zustand beschreiben,
man muss ihn selbst in seinem Innern erfahren.[16]

Maitrī-Upanishad VI,34

2010 wurde der 100. Geburtstag von Henri Le Saux gefeiert. Ich frage mich, wie sehr – und ob überhaupt – er rund um dieses Jubiläum wahrgenommen worden ist.

Ich selbst betrachte ihn nach wie vor als Modell für den interreligiösen Dialog, wenn dieser nicht nur Gespräch bleiben, sondern zur gelebten Anteilnahme werden soll.

Der Yoga ist [...] Schweigen und Regungslosigkeit, das *Wu-wei,* das Nicht-Tun des Lao-tse, die *Hesychia,* die Ruhe der alten griechischen Mönche, die Einkehr in sich selbst, die Rückkehr in den Ursprung, in den Mutterschoß [...].

Was die christliche Spiritualität zumindest vom Yoga lernen sollte, ist diese Suche nach dem Schweigen des Geistes und der Gedanken mit Hilfe der einen oder anderen Methode, denn jenes Schweigen ist die normale Voraussetzung für das volle Erwachen im Innern. Nur dieses Schweigen ermöglicht das freie Handeln des Heiligen Geistes in der Seele. Es ist für den Menschen so schwer, nicht ständig dem Geist voraus oder im Verzug zu sein, weil er in seiner Ungeduld selbst wissen und handeln möchte, in dem Rhythmus, den er selbst bestimmt. Aber diese Leere und dieses Schweigen sind selbst ein Ruf, der unendliche Ruf der Seele nach Gott – unendlich, weil er seinen Ursprung in der Unendlichkeit der schöpferischen Liebe Gottes selbst hat.[17]

* * *

Für mich persönlich hat sich im Laufe der Jahre klar gezeigt: Die Mitte des Yoga-Weges ist das Herz, das Herz-Chakra. Es bildet die Mitte der Chakra-Reihe. Es zieht die Energie des Wurzel-Chakras an, aber auch die Energie des Kronen-Chakras. Es vereinigt die beiden Energien und lässt aus ihnen jene wunderbare, heilende Liebe entstehen, die die Menschen immer wieder staunen lässt; staunen über sich selbst, staunen über das, was ihnen an Selbstlosigkeit, an Zuwendung möglich ist.

Das Herz-Chakra besitzt in der Yoga-Tradition einen sinnvollen Namen: anahata: Es ist der Ort des »nicht-angeschlagenen« Tones. Im Herzort schwingt eine Frequenz, klingt ein Ton, den nicht wir ausgelöst haben, der seinen Ursprung in einem nicht von uns steuerbaren Raum besitzt, der von dort herüberklingt und unser Herz mitschwingen lässt. Der Sanskritname des Herz-Chakras betont unsere Passivität im Hinblick auf das, was sich in diesem Herzraum ereignet.

> Du lernst den einen Klang zu hören und alle Klänge. Du wirst dir der Wirklichkeit immer mehr bewusst. Es ist so wahr – alles, was wir brauchen, um gut zu leben, ist bereits in unserem Besitz.[18]

Wenn ich meditiere oder Yoga praktiziere – gelegentlich auch in irgendeiner alltäglichen Situation –, fällt mir oft auf, dass mein Herz aktiv werden will, seine Liebe will fließen.

Manchmal stellt sich diese Herzensaktivität auch nicht so selbstverständlich ein, dann vergegenwärtige ich mir Menschen, mit denen ich mich über diese Herzensenergie stark verbunden weiß, oder auch Orte. Ja, es gibt Orte, die für mich diese Herzensenergie besitzen bzw. sie in mir auslösen – oder wohl besser ausgedrückt: an denen mein Herz lebendig wird.

Ich verstehe auch die Worte von Robert Lax im Sinne des Herz-Chakras:

> Das ist die Grundlinie. Alles ist da aus Liebe. Das ist es, warum wir
> erschaffen wurden – um zu lieben, und die Schöpfung wurde in Gang
> gesetzt, um Liebe möglich zu machen. Die Liebe hält die Dinge am
> Laufen, nicht nur für jetzt, sondern für immer. Die Liebe gibt das Leben,
> und sie stellt sicher, dass das, was jetzt da ist, auch morgen da sein wird.
> Die Liebe schickt uns auf die Reise, und sie kümmert sich um unsere
> sichere Rückkehr. Es geht um Mitgefühl, darauf reagiert der Kosmos am
> besten.[19]

> Bleibende echte Erkenntnis zeigt sich meiner Meinung nach darin, wenn
> du siehst, dass es im Leben das Größte ist, wenn du dein Mitgefühl
> pflegst und ausübst. Leben ist lernen, wie du deine eigene Güte fließen
> lassen kannst. Leben ist das Betreten des Herzens, so dass es zur Quelle
> deines Seins wird.[20]

> Beten ist eine Art, unmittelbar Gutes für alle Dinge an allen Orten zu tun.
> Es ist eine Art, Liebe sofort überallhin zu senden. Das ist eine Kraft,
> zu der jeder Zugang hat, und es kann die Welt verwandeln.
> Beten macht alles, was du tust, wirklicher, dauerhafter,
> bedeutungsvoller und fruchtbarer. Durch das Gebet blüht
> und fließt einfach alles.[21]

* * *

Es wurde der 100. Geburtstag von Henri Le Saux gefeiert; das ist so Brauch.
Aber hätten nicht eher andere Ereignisse aus seinem Leben gefeiert werden
müssen, beispielsweise:

1935 – als er im Benediktinerkloster Sainte-Anne in Kergonan (Bretagne) die
  feierliche Mönchsprofess ablegt und auf diese Art sein Leben Gott widmet,
1948 – als er in Indien ankommt, in diesem Land, nach dem er sich seit Jahren
  gesehnt hat, mit dem er seine spirituellen und mystischen Erfahrungen teilen
  will,

1949 – als es in Tiruvannamalai zu seiner ersten und einzigen Begegnung mit Ramana Maharshi kommt, dieser eindrücklichen Verkörperung der Advaita-Mystik,

1950 – als er, gemeinsam mit Jules Monchanin, den Ashram Shantivanam gründet und beginnt, die Kleidung des Sannyasi zu tragen,

1956 – als er sich der Schulung und Führung eines äußeren Gurus anvertraut: Sri Gnānānanda in Tyrukoylur,

1961 – als er sich in Nordindien eine kleine Einsiedelei einrichtet,

1964 – als er, gemeinsam mit Ramon Panikkar, an die Gangesquelle pilgert und dort einen Monat zurückgezogen lebt,

1971 – als er seinem spirituellen Schüler Marc Chaduc begegnet und ihn zu unterweisen beginnt,

1973 – als er einen Herzinfarkt erleidet, und dieses Ereignis für ihn mit einer tiefen mystischen Erfahrung zusammenfällt, ein Ereignis, das fünf Monate später zu seinem Tod führt.

Vielleicht ist es doch besser, wertungsfrei die Geburt zu feiern, den Beginn dieser biographischen Entfaltung…

* * *

In meiner Yogalehrerausbildung, ich weiß nicht mehr, wann und wo genau, gab es eine Übung, bei der wir das Strömen des Atems im Bereich der Nase, des Rachenraums und des Kehlkopfs wahrzunehmen hatten. Die Aufgabe war, die Atemluft, die den Schleimhäuten entlangstrich, fühlen und hören zu können.

Es muss Ramesh Shettivar gewesen sein, den ich 1977 als Yoga-Guru an der Universität von Varanasi kennenlernte, der mir dieses Atemgeräusch deutete: Im Atem bekam ich das Ja der schöpferischen Energie zu hören, ein Ja zu meinem Leben.

Irgendwann, ich meine, es muss in einem Buch aus der christlichen Tradition gestanden haben, lernte ich, das Ausatmen als ein Ja – im Sinne eines Einverständnisses – zum eigenen Leben zu vollziehen. An dieser Übung bin ich wieder einmal. – Eigentlich spannend, wie Übungen sich finden und bilden und bleiben!

Ich sitze ganz in der Präsenz meines Körpers und seiner Prägung durch den Atem, achte auf das regelmäßige Hin und Her von Ein- und Ausatmen und verbinde mit der Atembewegung den Ja-Klang. Während des Einatmens ist es eher ein Hören: Der Atem fließt mir zu, seit meiner Geburt, in ganz unterschiedlichen Situationen, während des Tages, wenn ich wach bin, aber auch während ich schlafe. Ein Ja zu mir, unabhängig von mir. Während des Ausatmens ist es eher ein Sprechen, ein Klingen: Ich verbinde mein bewusstes Ja mit dem Atem, ich bin einverstanden mit meiner Geburt, mit den ganz unterschiedlichen Situationen, auch mit dem heutigen Tag. – Manchmal bin selbstverständlich einverstanden mit diesem Einverständnis, manchmal packt es mich, wie ein Wagnis, und ich frage mich, woher ich den Mut nehme.

* * *

Zwei Wahrheiten nähern sich einander.
Eine kommt von innen, eine kommt von außen,
und wo sie sich treffen, hat man eine Chance, sich selbst zu sehen.[22]

TOMAS TRANSTRÖMER

* * *

Zu dem Zeitpunkt, an dem ich am liebsten Hatha-Yoga praktiziere, in der zweiten Hälfte des Nachmittags, bin ich oft unterwegs. Die Hatha-Yoga-Praxis dann auf einen anderen Zeitpunkt zu verschieben, noch früher aufzustehen beispielsweise, fällt mir schwer. Ich habe deshalb angefangen, »Yoga-Übungen für unterwegs« zu entwickeln; dazu zählen:
- Ich widme mich ganz bewusst der Wahrnehmung der Atembewegung.
- Ich erkunde den Herzraum, nehme wahr, wie er sich mir mitteilt, ich halte mich in ihm auf, ich pflege ihn.
- Ich übe die Wunschlosigkeit, indem ich etwa die Gedanken beobachte, ihre Tendenz, zu polarisieren und dadurch Wünsche aufkommen zu lassen; sobald mir eine solche Tendenz klar wird, löse ich die Gedankenkette auf, ich gebe sie auf, ich verweile im Leerraum der Wunschlosigkeit.
- Ich trainiere die Sinne. Die eine Art des Trainings besteht darin, dass ich die Sinnestätigkeit und das Sinnesorgan bewusst voneinander trenne bezie-

hungsweise sie bewusst verbinde. Der Vorgang des Sehens und das Objekt des Sehens gelangen in mein Bewusstsein, und ich lenke dann die Aufmerksamkeit auf das Auge selber, um vom Auge aus wieder ins Sehen und zum Objekt des Sehens zu kommen.

Ähnlich mit dem Hören: Was höre ich, worin besteht der Vorgang des Hörens? Und die Aufmerksamkeit für mein Ohr – bis ins Innere des Kopfes.

Ähnlich mit dem Riechen: Welchen Duft nehme ich wahr, wie stellt sich der Vorgang des Riechens ein? Wie bei keinem andern Sinn spielen hier die Assoziationen eine wichtige Rolle: Oft gelangt das Riechen erst dann in unser Bewusstsein, wenn sich Geruchsassoziationen einstellen. Und die Aufmerksamkeit für die Nase und ihre Geruchsempfindungen. Und so weiter.

Ich trainiere die Sinne aber auch in einer zweiten Art; diese lässt sich vielleicht so beschreiben, dass ich ihre Intensität, den Grad, wie weit sie über mich bestimmen kann, vorgebe. Ich lasse mich dann auf eine Wahrnehmung ganz ein, identifiziere mich mit dem Wahrgenommenen, ich mache es mir zu eigen; doch dann unterbreche ich diese Identifikation, ziehe mich aus der Wahrnehmung zurück, als ob das Wahrgenommene nichts mit mir zu tun hätte.

• Manchmal übe ich auch mit andern Leuten… Ich nehme den Muskeltonus oder auch die Atemfrequenz von anderen Personen auf, versetze mich über diese »Abstimmung« in die Verfassung der andern. Auch das Umgekehrte ist möglich, die Hoffnung, dass mein Tonus und mein Atem ansteckend wirken können…

* * *

In den Upanishaden immer wieder die Überraschung, dass das Jenseits gar nicht so weit weg liegt; es liegt ganz nahe: in der Höhle des Herzens. Eine Stelle in der Mahānārāyana-Upanishad lautet:

> Diese Asketen dringen ein in das leuchtende Mysterium,
> jenseits des Firmaments, verborgen in der Höhle des Herzens.[23]

Oder müssten wir diese Stelle anders lesen?
Was mit Herz gemeint ist und so einfach klingt, hat göttliche Dimensionen und entzieht sich uns?

Oder machen wir es uns dann wieder denkbar schwierig? Und das Herz wartet nur darauf, sich zu melden?

* * *

Ich will von der Meditation des Herzens übergehen auf die Meditation des Wurzelchakras. Irgendwie zieht mich das an.

* * *

Wurzelchakra-Meditation: Ich will festhalten, wie sie angefangen hat und wie sie sich möglicherweise weiterentwickelt…

Wenn ich zu Beginn einer Meditation nicht zur Ruhe komme, kann ich mir helfen, indem ich – in meiner Vorstellung – den Atem durch den Beckenboden lenke. Ich stelle mir vor, dass der Atem während des Einatmens aus dem Raum tief unter mir aufsteigt und durch den Beckenboden in den Beckenraum fließt und vom Becken aus weiter nach oben in die anderen Räume des Körpers; dass der Atem während des Ausatmens aus den oberen Körperräumen nach unten ins Becken fließt und durch den Beckenboden den Körper wieder verlässt. Eine Hilfe kann auch sein, dass ich mir die Kontaktstellen zwischen den Oberschenkeln bzw. dem Hintern und dem Sitzkissen bewusstmache und mir von diesen Kontaktstellen aus den Beckenboden gegenwärtig setze. Aus dieser Übung heraus hat sich nun ein »anderes« Beckengefühl entwickelt: Das Becken fühlt sich breiter und tragfähiger an, wohnlicher.

Da das Wurzelchakra für mich auch mit Landschaftserfahrungen zusammen-hängt, habe ich versucht, mir eine Landschaft in Erinnerung zu rufen und diese Landschaft mit dem Becken bzw. mit dem Beckenboden zu verbinden. Zuerst war es die weite Küstenlandschaft der Insel Usedom, der Blick von Karlshagen nach Zinnowitz, nun setze ich als Vorstellung den Saoseo-See im Val da Camp (Puschlav) ein. Beide Landschaften verbinden sich gut mit dem Becken.

Wenn ich in dieser Art Meditation gut verweilen kann, erfüllt mich eine starke Ruhe, ein Grundvertrauen, ein Vertrauen, das sich auch auf den örtlichen und zeitlichen Raum überträgt, in dem ich mich aktuell befinde. Ich kann mich einlassen und mich niederlassen.

Mein Wunsch ist es, diese Beckenpräsenz mit der Herzpräsenz zu verbinden, den konkreten Ort mit der konkreten Liebe.

* * *

Mir läuft die »Landschaft« nach. Gibt es spirituelle Landschaften? Gibt es mystische Landschaften? Gibt es Yoga-Landschaften? Oder ist unsere Wahrnehmung einer Landschaft spirituell, mystisch, vom Yoga geprägt, sodass schließlich jede Landschaft spirituell, mystisch, vom Yoga geprägt sein kann.

Für Henri Le Saux war die Landschaft von Tiruvannamalai mit dem heiligen Berg Arunachala sicher eine spirituelle, ja mystische Landschaft – wie für einen Juden, Christen, Moslem die Stadt Jerusalem eine spirituelle Stadt sein kann.

Wird unsere Wahrnehmung eine spirituelle, wenn wir uns in einer heiligen Stadt aufhalten? Ist es die Stadt, die uns einen spirituellen Blick ermöglicht, oder ist es unsere Wahrnehmung, die diese Stadt, trotz ihrer unheilvollen Geschichte, zu einer spirituellen Stadt macht?

Ich habe in Indien mehrere heilige Orte besucht, unter anderem auch Tiruvannamalai und den Berg Arunachala – unvergesslich der Moment, als einer der Sadhus, der sich in eine der Höhlen zurückgezogen hat, mich fragt, aus welchen Gründen ich nach Indien gekommen bin, und mich an einen heiligen Ort in Europa zurückweist: den Ranft, die Schlucht, in der Niklaus von Flüe (…) gelebt hat…

Landschaften des Yoga? Als ich im Januar 1977 an der großen Wallfahrt nach Allahabad teilnahm, sah ich dort, rund um den Wallfahrtsbetrieb, viele Yogis – die bekannten indischen Yoga-Orte kenne ich allerdings nur aus Abbildungen.

In seinen Gedichten feiert Robert Lax Marseille als seine Stadt, er sucht nach Worten und Bildern, um ausdrücken zu können, wie sehr er in dieser Stadt zu Hause ist, wie sehr sie ihn in seiner spirituellen Mitte »ankommen« lässt. Die

Melodie dieser Stadt, ihr Lied, lebt in seinem Herzen und klingt nun auf, als er in dieser Stadt weilt; eine Melodie so stark, dass sie schon seit Urzeiten in ihm verborgen gewesen sein muss – eine spirituelle Fügung...

> ich war
> auf dem weg
> zu dieser
> stadt
> seit
> dem anfang
> der zeit
>
> ich war
> auf dem weg
> zu
> dieser stadt
> und sang bereits
> das lied
> dieser stadt[24]

* * *

Die Asanas, die durch eine Beugung nach hinten (im Bereich der oberen oder der unteren Brustwirbel) geprägt sind, fallen mir schwer, wenn ich sie nicht regelmäßig vollziehe. Alterserfahrung?

Ich widme mich der »Stellung des Hundes mit dem Kopf nach oben«: Ein kraftvoller Beginn, wenn ich mich in der Bauchlage auf die Hände und Arme und zugleich auf die Fußspitzen abstütze. Den Körper lasse ich zwischen diesen Stützen durchhängen, eine angenehme Mischung von Entspannung und Gestaltung des Körpers. Ich mag es, lange in dieser Position zu verweilen.

Meistens verbinde ich diese Position mit der »Stellung des Hundes mit dem Kopf nach unten«: Ich stütze mich so stark ab, dass ich den Po, das Becken nach hinten oben schieben kann; der Po und der Kreuzbereich bilden dann die oberste Stelle des Körpers; die Beine auf der einen Seite, der Rücken und die

Arme auf der andern Seite sind durchgedehnt; die Beine und der Rücken samt den Armen und der Boden bilden zusammen ein Dreieck.

* * *

Angeregt durch Henri Le Saux, lese ich die Upanishadentexte, die mir in zwei Ausgaben zur Verfügung stehen. Mir ist dabei bewusst, dass ich sie nicht im Sinne von Henri Le Saux lese, denn in seiner Einführung in die Upanishaden betont er, dass wir diese Texte nur im Austausch mit dem Guru, in jener Herzensoffenheit, die der Guru bewirkt, wirklich verstehen können. Oder, wie er anfügt, in einer Lebenssituation, die uns, ähnlich wie ein Guru, das Herz unweigerlich öffnet: die Einsamkeit der Berge oder des Dschungels oder im Innern einer Bergeshöhle. Er selbst hat über Jahre immer wieder die Höhlen am Berg Arunachala aufgesucht.

* * *

Wenn man den Atem mit der Silbe OM verbindet
und die ganze Vielfalt (der Welt) eint,
oder sie von selbst verbunden sind,
so ist dieses als Yoga bekannt.
Die Einheit von Atem, Denken und Sinnen
und das Lassen aller Seinszustände
wird Yoga genannt.[25]

MAITRI-UPANISHAD VI,25

Yoga / Joch: hier nun in der eigentlichen Bedeutung von Verbindung, Vereinigung, Vereinheitlichung: Alles im Einen zusammenfallen lassen, den Ursprung der Vielfalt im Einen entdecken, eine schöpferische Bewegung, die als Bewusstseinsprozess beginnt.

* * *

Heute reagiere ich heftiger als früher, wenn ich merke, dass jemand die Yogapraxis benützt, um den eigenen Körper mit Gewalt zu etwas zu zwingen.

Überhaupt: So viele Menschen, die sich modern und aufgeklärt geben, verhalten sich ihrem Körper gegenüber immer noch »gut christlich«, sie verachten ihn, er hat bestimmten Zwecken zu dienen, er wird »gestylt«, in ein Schönheits- oder Fitness-Ideal gezwängt; auch der ursprüngliche Yoga hat den Körper nicht geachtet, er wurde »unterworfen«, als Körper stand er der spirituellen Vervollkommnung im Weg, diese hinderlichen Seiten des Körpers mussten überwunden werden.

Es sind diese Disziplinierungsmöglichkeiten der Yoga-Praxis, die dem Hatha-Yoga in der christlichen Spiritualität zu Ansehen verholfen haben; beispielhaft für diese Tendenz ist der Benediktinerpater Jean-Marie Déchanet in der Mitte des 20. Jahrhunderts. In seinen Büchern erfährt der Körper zwar eine große Hochachtung, diese steht ihm aber vor allem deswegen zu, weil über den richtigen Umgang mit dem Körper die seelische Vollendung besser angestrebt werden kann. Ein Lieblingswort von Jean-Marie Déchanet ist »beherrschen«.

> Von einem Meister ausprobiert, muss Yoga als eine Form mystischen Erlebens in den Händen des Schülers eine Technik der Selbstvollendung werden, ein Instrument, *durch das er wird, was er ist.* Er lernt, sich selbst zu erkennen – als Körper, als Temperament, als Verstand und Herz. Er lernt allmählich, seine Gedanken, Wünsche und Neigungen zu beherrschen. Er lernt, alle seine menschlichen Triebe miteinander in Einklang zu bringen – körperliche, seelische, intellektuelle und geistige – und sich als Ganzes weiterzuentwickeln, wobei alle Komponenten seines Seins gleichsam in einer Hülle aufwärtsstreben, dem letzten Ziel seines Lebens, dem Ende seines Seins entgegen.[26]

Jean-Marie Déchanet muss seit seiner Jugendzeit an einer Krankheit gelitten haben, die ihm – und seiner Umgebung – zu schaffen machte; sie war Grund genug, dass ihne seine kirchlichen Vorgesetzten nicht zur Priesterweihe zuließen – Körper! Die Yoga-Praxis soll ihm geholfen haben, diese Krankheit zu überwinden. Ich will versuchen, entsprechende Informationen zu bekommen.

* * *

Heute hatte ich bei der Meditation das Bedürfnis aufzustehen; die Energie, die im Beckenraum lebendig wurde, wollte in die Beine und Füße, wollte sich über die Fußsohlen mit dem Boden verbinden. – Hätte ich sitzen bleiben, die Energie im Becken behalten, sie vielleicht sogar in die oberen Chakren lenken sollen?

* * *

Der Buddha stirbt in der Löwenlage: Er liegt auf der rechten Körperseite, abgestützt auf den rechten Arm, der Oberkörper leicht aufgerichtet. Nach den Beschreibungen war er entkräftet, er litt seit längerem an einer Krankheit; hinzu kam nun eine Dysenterie mit starken Koliken, Folge einer unbekömmlichen Mahlzeit.

In verschiedenen buddhistischen Schulen wird empfohlen, beim Einschlafen diese Löwenlage einzunehmen, das Einschlafen als eine Meditation des Sterbens zu vollziehen. Man liegt auf der rechten Körperseite, die Beine und Füße aufeinandergelegt, die rechte Hand liegt unter dem Kopf, der Mittelfinger der rechten Hand verschließt das rechte Nasenloch, die linke Hand liegt auf dem linken Oberschenkel. Bei den Empfehlungen wird oft betont, wie bereits das Einnehmen dieser Haltung die inneren Prozesse des Sterbens in Gang setzt. Diese Überzeugung, dass bestimmte körperliche Haltungen mit bestimmten inneren Vorgängen verbunden sind, erinnert mich an Einzelheiten, die Ramana Maharshi von seinem Sterben erzählt, als er im Alter von siebzehn Jahren in eine Sterbeerfahrung hineingeholt wurde:

> Eines Tages also saß ich allein und fühlte mich keineswegs schlecht, – da packte mich jäh und unzweideutig der Schrecken des Todes. Ich fühlte, ich müsse sterben. Warum ich das fühlte, lässt sich durch nichts, was ich in meinem Körper empfand, erklären. Ich konnte es mir auch nicht erklären. [...]
>
> Dieser Schreck der Todesangst wandte mich nach innen. Ich sagte innerlich zu mir selbst, ohne einen Laut zu sprechen: »Jetzt ist der Tod da. Was hat das zu bedeuten? Was ist das: Sterben? Mein Leib hier stirbt.« Ich streckte meine Glieder lang und hielt sie steif, als wäre die Todesstarre

eingetreten. Ich ahmte einen Leichnam nach, um meinem weiteren Erforschen den äußeren Schein der Wirklichkeit zu leihen, hielt den Atem an, schloss den Mund und hielt die Lippen fest aufeinandergepresst, das mir kein Laut entfahren konnte.[27]

Der Sanskritname für die Entspannungshaltung in der Rückenlage lautet wörtlich: die Stellung des Toten.

* * *

In einem ganz anderen Zusammenhang bin ich auf Buddha gestoßen. Ich lese *Über allen Wipfeln* von Alexander Demandt, eine Kulturgeschichte der Bäume, und er weist auf die Bedeutung der Bäume in Buddhas Leben hin und betont vor allem drei Momente: Buddhas Mutter hält sich bei der Geburt ihres Sohnes an einem Sala-Baum fest, Buddha gewinnt die entscheidende Erfahrung während einer langen Meditation unter einem Feigenbaum, und Buddha stirbt, hingebettet zwischen zwei Sala-Bäumen, die, so die Legende, außerhalb der Zeit für ihn blühen.

Mir ist noch ein weiterer Moment eingefallen, eine Erfahrung seiner Kindheit. Detlef Kantowsky und Ekkehard Saß führen sie im Rahmen ihrer Buddha-Autobiographie an: Buddha trennt sich von den übermäßigen Forderungen der asketischen Lehrer und sucht seinen eigenen Weg; für diese Suche knüpft er an einer Kindheitserfahrung an:

> Es muss einen anderen Weg zum Erwachen geben! Da erinnerte ich mich an ein glückseliges Erlebnis in meiner Jugendzeit:
>
> Ich saß im kühlen Schatten eines Rosenapfelbaumes und sah meinem Vater auf dem Feld zu. Eine überaus zufriedene Stimmung breitete sich in mir aus, ich war mit mir und der ganzen Welt einverstanden – ohne Sehnsüchte und ohne Feindseligkeiten. Mein Körper war vollkommen entspannt und leicht wie eine Wollflocke, ich fühlte mich so wohl wie noch nie. Ich schloss die Augen und gab mich diesen Glückswellen in meinem Körper hin, hörte deutlich die Stimme meines Vaters, die Stimmen der Vögel und die Geräusche der Natur ringsum. Es war, als wenn ich

überall anwesend wäre und alles sich in mir wie in einem Brennpunkt sammelte: Innen und außen waren eins geworden.

Diese Erinnerung stieg so stark in mir auf, dass ich mich fragte: Sollte das nicht der Weg zum Erwachen sein? Und blitzartig wurde mir bewusst:

Ja, das ist der Weg zum Erwachen!

Vor diesem inneren Glück der vollkommenen Zufriedenheit, ganz losgelöst vom Drang der Sinne, vor diesem Glück, das alles Verworrene und Ungute hinter sich lässt, brauche ich mich nicht zu fürchten. Die Asketen lehren zwar, jedes Wohlgefühl sei verderblich, und nur durch äußersten Schmerz sei höchste Freiheit zu gewinnen. Ich aber hatte jetzt erkannt: Nur über das innere Wohlbefinden und Glück ist Freiheit zu gewinnen, nicht aber durch Schmerz und Selbstquälerei!

Zugleich erkannte ich auch, dass dieses feine, innere Glück nicht mit einem Körper zu erfahren ist, der auf das Äußerste geschwächt und vollkommen aus dem Gleichgewicht geraten war. Und so beschloss ich, wieder kräftigende Nahrung zu mir zu nehmen, und aß Reis und Dickmilch.[28]

* * *

Olten, Bahnhof, ich warte auf dem Bahnsteig auf den Anschlusszug und beobachte den warmen Atem der Wartenden; wir dampfen; wir atmen sichtbar.

MÄRZ

Groß ist Er, himmlisch, undenkbar, gestaltlos,
feiner als das Feinste leuchtet Er.
Ferner als das Fernste und doch hier ganz nah,
verborgen in der Herzenshöhle des Schauenden.[29]

MUNDAKA-UPANISHAD III 1,7

M eine Yogapraxis hat, meine ich, zwei Anfänge, den einen in der Bibliothek, den andern auf der Yogamatte. Angeregt durch ein Gespräch bin
ich in der Klosterbibliothek Einsiedeln auf ein Buch von Jean-Marie Déchanet
gestoßen. Auf die Yogamatte brachte mich dann der Hinweis meines Hausarztes, ich müsste mich aktiv für meine Gesundheit engagieren, beispielsweise
durch die Teilnahme an Yogaseminaren.

Anfänge, die ich vermutlich mit andern teile: die Anregung durch ein Buch
und die Einsicht, angesichts der hohen Anforderungen (im Beruf, in der Vielfalt der Verpflichtungen im Rahmen einer Familie) die Gesundheit nicht mehr
dem Zufall zu überlassen.

Es war in den ersten Monaten des Jahres 1973. Damals studierte ich in Fribourg Germanistik und Religionswissenschaft, gleichzeitig wollte ich die
Theologie vertiefen und den pastoralen Anforderungen genügen, in die ich
mich gestellt sah... Vermutlich kam es zu einer Tagundnachtleistung, wie ich
sie auch aus späteren Jahren kenne. Der Körper reagierte mit einer Art Nes-
selfieber. Der Hausarzt versuchte es mit Medikamenten und eben – mit der
Yogaempfehlung.

Ich begann das Yogatraining bei Alfred Hug. Er leitete damals, gemeinsam
mit seiner Frau, ein Zentrum in Lausanne und ein Zentrum in Fribourg; er
galt als Präsident des Schweizerischen Yogalehrerverbandes oder der entsprechenden Vorläuferorganisation. Ich schätzte die Atmosphäre, die er und seine

Frau in den einzelnen Yogalektionen aufbauten; die beiden prägten, was ich selber dann als Yoga weitergeben wollte. – Diese gute Atmosphäre ließ mich vermutlich zu spät wahrnehmen, dass er nicht über die theoretischen Yoga-Kenntnisse verfügte, die er zu besitzen vorgab.

Schon bald ließ Alfred Hug mich und andere wissen, dass er im Auftrag des Yogalehrerverbandes Yoga-Schüler zu Yoga-Lehrern ausbilden werde, die Ausbildung würde drei Jahre dauern, sie würde uns finanziell nichts kosten – spirituelle Werte sind nicht gegen Geld zu haben –, gelegentlich könnten wir uns erkenntlich zeigen, indem wir etwa in einem der Zentren Reinigungsarbeiten übernehmen oder in späteren Jahren ihm oder seiner Frau beim Yoga-Unterricht assistieren würden. – Diese Ausbildung hielt nicht, was sie versprach. Aber sehr bald schon »konnten/mussten« wir in seinen beiden Zentren die Leitung von Yogalektionen übernehmen.

Dieser Druck, aber auch diese Chance, ließ mich weitere Zugänge zum Yoga entdecken: Im Rahmen der Universität gab es Vorlesungen zur Geschichte und zur Spiritualität der Yoga-Tradition, es gab eine Buchhändlerin, die mich auf alle Yoga-Bücher, die damals erschienen, aufmerksam machte, es gab die jährlichen Treffen der europäischen Yoga-Lehrerverbände in Zinal, und 1974 und 1977 konnte ich nach Indien fahren.

* * *

Vermutlich der erste Yoga-Text, auf den ich überhaupt gestoßen bin, ist das Gedicht *Meditierender Jogi* von Albin Zollinger, ich muss damals 21 Jahre alt gewesen sein. Das Gedicht stammt aus dem Band *Stille des Herbstes*, den Albin Zollinger 1939 veröffentlicht hat.

Meditierender Jogi

Er, wie unter Wasser Gottes, sitzend
Auf dem Sockel der Beine,
Löst sich auf. Fische des Äthers
Schwimmen durch seine Höhlen,
Algen der Stille
Wachsen durch ihn hinauf,
Seine Adern
Pulsen einen Baum
Von Purpur, durch den der Geist, eine Sonne,
Scheint, und der Atem schöpft
Luft der Erkenntnis.
Tiefe Ertrunkenheit
Füllt ihm die Augen
Mit Taumel des Traumes.
Alles an ihm ist Innen,
Er ruht wie die Mitte.
Strudel der Höhe,
Lenkt er den Himmel herab,
So wie er wurzelnd
Irdisches läutert,
Busch der Ergebenheit
Unter dem Linden der Winde.
Aber versteinert
Im Stoffe, ragt er wie ein Gebirge, glühend
Vom Abend der Göttlichkeit, hohes Tibet
Voller Klöster, Urzeit des Menschen
Der in ihm
Reift wie ein Weinberg
An der Ewigkeit Abhang,
Erleuchtetes Jenseits.[30]

Albin Zollinger, der Autor des Gedichts, hat sein Wissen über Yoga durch die
Mazdaznan-Bewegung erhalten.[31]

Wenn ich mich richtig erinnere, so faszinierten mich bei diesem Gedicht vor allem die Wendungen und Bilder, die dem Yogi eine kosmische Bedeutung gaben und sein Bewusstseinstraining in kosmische Vorgänge übersetzten. Der Yogi »löst sich auf« und wird Teil des Ganzen; er als Individuum wird bedeutungslos. Die Bilder, die Albin Zollinger einsetzt, verleihen dem Yogi eine kosmische Größe. Die Bilder wirken heute romantisch auf mich, verklärend und überhöhend in einer Art und Weise, die zu übernehmen mir eher schwerfällt. Und doch ist ihre Faszination noch nicht gebrochen. Nach wie vor bewundere ich das Zentrum, die Mitte des Gedichts, in der Albin Zollinger hervorhebt, was ihm das Entscheidende zu sein scheint:

> Alles an ihm ist Innen,
> Er ruht wie die Mitte.

Der Yogi zieht seine Aufmerksamkeit von den Äußerlichkeiten ab, ist gesammelt, findet in sich die Mitte, eine Mitte, die ihn in die kosmische Mitte rückt.

Mitte: In einem Tagebucheintrag hält Henri Le Saux fest:

> In der eigenen Mitte die Quelle von sich selber wiederfinden,
> in der Quelle von sich selber das Selbst und seine Quelle wiederfinden,
> in sich die Quelle des Selbst in seiner Quelle wiederfinden.[32]

* * *

Was ich nicht mehr in Erinnerung hatte: Gleich vor dem »Jogi-Gedicht« bringt Albin Zollinger in *Stille des Herbstes* ein Gedicht über Buddha, das ähnliche Gedanken festhält, ein Gedicht, das Buddha feiert.

Das Lächeln des Buddha

Die Waage der Welt in seinem Antlitz
Ruht.
Von keinem Atemhauch fällt ihr schwebender Sitz,
Keiner Flut.
Leere der Mitte, die alles im Kerne trägt,
Kommunion,
Diesseits im Jenseits erfüllt, von der Stille bewegt,
Hohles im Ton.
Innerstes deckt sich mit Äußerstem, sichtbarem Saum,
Diesem Kreis.
In seinem Lächeln kreuzen sich Zeit und Raum,
Endlos Geleis.
Lächelt der Gott? Das Göttliche ist und ist nicht.
Gott ist zumal
Beides in allem, Leben und tiefer Verzicht,
Funkelnd und fahl.
Siehe, das Standbild der letzten Unendlichkeit!
Sieh die Stirn
Mit dem Grundpunkt der Planung göttlicher Maße geweiht,
Ferne von Firn.[33]

Der Wechsel von längeren und recht kurzen Gedichtzeilen – dadurch ein unregelmäßiges, unterschiedlich dichtes Aufklingen des Reims – fordert mich heraus, das Gedicht langsam, bedächtig zu lesen. Die Formulierungen des Gedichts fließen nicht, im Gegenteil: Sie halten immer wieder inne, zwingen auch mich, innezuhalten. Sprachlich wird nachvollzogen, was Albin Zollinger schon in der ersten Metapher zum Ausdruck bringt: Die Waage ist zur Ruhe gekommen.

Der Titel und die Mitte des Gedichts legen Gewicht auf das einsichtige Lächeln des Buddha – wie Albin Zollinger, wie ich es von Buddha-Statuen her kenne. Ich stelle mir vor, dass das Lächeln hervorgehoben wird, weil es sich von den gängigen Gottesbildern der christlichen Tradition unterscheidet. Kein Leiden an oder in der Welt, sondern ein Einverständnis mit den gegensätzlichen Spannungen dieser Welt und zugleich – als Folge davon, dass sich das Göttliche in keine Polarisierung treiben lässt – ein Ruhen außerhalb dieser gegensätzlichen Spannungen. Letztlich versucht Albin Zollinger dieselbe Erfahrung zu formulieren, wie sie mir in Henri Le Saux, in den Upanishaden, aber auch bei christlichen Mystikern und Mystikerinnen entgegenkommt; die Einladung mit einem Gott zu rechnen, der uns »etwas Anderes« bedeutet als bloß Partner in den alltäglichen Auseinandersetzungen zu sein.

Als ich 1976 drei Monate lang in Kamakura lebte, besuchte ich immer wieder den Daibutsu, den »großen« Buddha, diese über dreizehn Meter große Statue des Amida-Buddha aus der Mitte des 13. Jahrhunderts, und bewunderte ihre Harmonie. Auf die Harmonie-Erfahrung, die uns eine Buddha-Statue vermitteln kann, spielt auch der Schluss des Gedichts an. – Hat der historische Buddha eine solche harmonische Ausgeglichenheit erreicht, im Augenblick des Erwachens oder später? In der Epoche seines Yoga-Trainings scheint das allerdings nicht der Fall gewesen zu sein. In einer seiner Ansprachen blickt er auf das Fastentraining zurück und schildert seinen eigenen Anblick alles andere als harmonisch; er ist sich selber zum Schrecken geworden.

Wie dürres, welkes Rohr wurden da meine Arme und Beine,
wie ein Kamelhuf wurde da mein Gesäß,
wie eine Kugelkette wurde da mein Rückgrat mit den hervor- und
zurücktretenden Wirbeln,
wie sich die Dachsparren eines alten Hauses querkantig abheben, hoben
sich da meine Rippen querkantig ab,
wie in einem tiefen Brunnen die unten liegenden Wasserspiegel
verschwindend klein erscheinen, so erschienen da in meinen Augenhöhlen
die tiefliegenden Augensterne verschwindend klein,
wie ein Bitterkürbis, frisch angeschnitten, in heißer Sonne hohl und
schrumpf wird, so wurde da meine Kopfhaut hohl und schrumpf,
als ich die Bauchdecke befühlen wollte, traf ich auf das Rückgrat, und als
ich das Rückgrat befühlen wollte, traf ich wieder auf die Bauchdecke, so
nahe war mir die Bauchdecke ans Rückgrat gekommen,
ich wollte Kot und Harn entleeren, da fiel ich vornüber hin,
um diesen Körper da zu stärken, rieb ich mit der Hand die Glieder, als ich mit
der Hand die Glieder rieb, fielen die wurzelfaulen Körperhaare aus…[34]

Zu den frühen Kontakten mit der Yoga-Welt, lange vor der Yoga-Praxis und der bewussten Lektüre von religionswissenschaftlichen Werken gehört sicher auch die Begegnung mit den Gedichten von Hermann Hesse, die ich zwar mochte, die sich mir damals aber sicher noch nicht erschlossen.

Ich denke das erste Gedicht, das mir aufging, war *Weg nach innen*. Fasziniert hat mich zudem *Uralte Buddha-Figur, in einer japanischen Waldschlucht verwitternd*.

Die Gedichte, die beide denselben Titel tragen, *Junger Novize im Zen-Kloster*, beschäftigten mich 1977, als ich von meinem Japanaufenthalt zurückkehrte.

Dass Hermann Hesse sich auch mit der *Bhagavad-Gita* auseinandersetzte, merkte ich erst, als ich selber, verärgert und doch auch angezogen, dieses Buch zu verstehen versuchte.

Weg nach innen

Wer den Weg nach innen fand,
Wer in glühndem Sichversenken
Je der Weisheit Kern geahnt,
Dass sein Sinn sich Gott und Welt
Nur als Bild und Gleichnis wähle:
Ihm wird jedes Tun und Denken
Zwiegespräch mit seiner eignen Seele,
Welche Welt und Gott enthält.[35]

* * *

Ein »Seelen-Gedicht«, das ich in einer Abschrift ständig mit mir herumtrage, stammt von Ronald Stuart Thomas (1913 – 2000). Es spricht mich an, weil es das Göttliche der Seele hervorhebt. Bezogen auf die Metapher der Blume, heißt es von ihr: Sie bezaubert mit ihrem Duft, doch sie ist sogar für mich unsichtbar, sie wurzelt nicht im Boden meiner Biographie, sie kann in keine der Kategorien, Gattungen eingeteilt werden, sie besitzt die Züge der göttlichen Unverfügbarkeit – obwohl sie zutiefst meine Seele ist. – Ein »Atman-Gedicht«?

Die Blume

Ich bat um Reichtum. Du gabst mir die Erde, das Meer,
die Unendlichkeit des weitgespannten Himmels.
Ich betrachtete sie und begriff: Sie zu besitzen steht mir nicht zu.
Ich verschloss meine Augen und Ohren und weilte
im klanglosen Dunkel deines unentrinnbaren Blicks.
Es wuchs in mir die Seele und erfüllte mich mit ihrem Duft.
Menschen kamen zu mir aus den vier Himmelsrichtungen,
um mich sprechen zu hören von der unsichtbaren Blume,
bei der ich saß. Sie wurzelte nicht im Boden,
und ihre Blütenblätter trugen nicht die Farben des weiten Meers.
Denn sie war ihre ganz eigene Art, über sich ihren eigenen
Himmel mit dem Regenbogen deines Kommens und Gehens.[36]

* * *

Im Alter von siebzehn Jahren bin ich in die Kontemplation eingeführt worden. Ich sehe die Zelle des Kartäusermönchs immer noch vor mir; wir saßen einander gegenüber, in langsamen, behutsamen Worten erklärte er mir, um was es bei der Kontemplation ging. Was er inhaltlich genau sagte, weiß ich nicht mehr, aber ich habe noch im Ohr, wie er klang. Es gab viele Pausen zwischen seinen Sätzen, und bei irgendeiner dieser Pausen begann vermutlich die Kontemplation.

* * *

Wenn ich mich der Kontemplation widme, wiederhole ich während des Ausatmens »Abba OM«, manchmal bei jedem Ausatmen, manchmal verteilt auf zweimal Ausatmen, manchmal erst wieder nach größeren Pausen.

»Abba«, den ersten Teil dieser mantraartigen Gebetsformel hat mir damals der Kartäusermönch ans Herz gelegt. Im Laufe der Jahre wuchs dieses Wort mir ans/ins Herz, und ich begann es zu begreifen. Es knüpft am Beten Jesu an; dieses aramäische Wort muss für Jesus so typisch gewesen sein, dass es »wörtlich« in die griechisch erfasste und überlieferte Tradition aufgenommen wurde.

Mit »Abba« redete ich, ganz im Sinne der Jesus-Tradition, Gott auf eine liebevolle, vertrauliche Art und Weise an. Es sensibilisierte mich für Erfahrungen mit Gott, die der Erwartung der Güte, der Zuwendung, der Liebe entsprachen.

Irgendwann später, in den Jahren, als ich mich stark mit der hinduistischen und buddhistischen Spiritualität auseinandersetzte, als ich, parallel dazu oder als Folge davon, mit einem ausschließlich personal vorgestellten Gottesbild eher Mühe bekam, schloss sich dem »Abba« das »OM« an. Ich kann heute nicht mehr festmachen, zu welchem Zeitpunkt genau – ausgelöst durch welches Ereignis? – das OM selbstverständlich wurde.

Heute überlasse ich mich dieser Mischung gern. Es gibt in mir das ahnende Wissen, dass Gott ein Gegenüber sein kann, ansprechbar mit Worten, die wir sonst unter uns Menschen brauchen, mit Worten, die mich und Gott übersetzen. Es gibt in mir aber auch das Einverständnis damit, dass Gott nicht verfügbar ist, auch sprachlich nicht, dass Gott wie ein offener Raum ist, in dem zwar Worte leben können, in dem Worte Orientierung ermöglichen, den die Worte aber nie ausfüllen. – Mein Ausatmen bewegt sich in und zwischen den beiden Möglichkeiten; im Ausatmen fallen sie zusammen.

Wenn ich in einem langsamen Gehen meditiere, gehe ich bei jedem Atemzug einen Schritt, lege ich während des Ausatmens die Fußsohle von der Ferse her langsam auf den Boden. Auch da wiederhole ich das »Abba OM«, verteilt auf zwei Phasen des Ausatmens. Dadurch bekomme ich ein »Abba-Bein« und ein »OM-Bein«, vollziehe ich einen »Abba-Schritt« und einen »OM-Schritt«.

> Es gibt in Wahrheit nur einen Akt, durch den Jesus – durch den jeder Mensch – zum Vater geht (um den biblischen Sprachgebrauch zu benutzen): das ist der Akt des Erwachens. Sobald man erwacht, erwacht man, aufgrund der essentiellen Verbundenheit aller Menschen, mit und im Namen aller.[37]

In diesen Wochen erlebe ich den »Abba-Schritt« als kraftvoll, er ist der erste Schritt, ausgreifender als der »OM-Schritt«. – Aber das kann wieder wechseln.

* * *

Gewisse Yogastellungen sind mir heute nicht mehr in jenen Varianten zugänglich, die ich noch vor sieben, acht Jahren problemlos einnehmen konnte. Ich bin nicht mehr in derselben Art gelenkig, manchmal kommt mir der Bauch in die Quere; die Lust, mir körperlich etwas zuzumuten, hat abgenommen. Ich tauche lieber in jene vertrauten, unkomplizierten Varianten der Yogastellungen ein, die ich längere Zeit halten, in denen ich verweilen kann.

Was gar nicht abgenommen hat, ist die Freude, den Körper in diesem Wechsel von Dehnung und Entspannung zu spüren und wahrzunehmen, wie dieser Wechsel den Körper anregt und mein Bewusstsein an den Körper bindet. Die Yogapraxis lässt mich körperlicher, sinnlicher, gegenwärtiger werden. Ich denke, dass ich dies der Yogapraxis verdanke, dass ich – trotz der altersbedingten Einschränkungen – gern im Körper bin.

* * *

Gestern abend im Hauptbahnhof Zürich: zwei tibetische Mönche – eine junge, westliche, als tibetische Nonne gekleidete Frau und ein alter Tibeter – kommen die Rolltreppe hoch, die die Shop-Ville und den Raum zwischen Halle und Gleisen verbindet; oben an der Rolltreppe mehrere junge, attraktiv gekleidete Frauen, die den Passanten den Jubliäumskatalog von Möbel Pfister schenken bzw. aufdrängen. Die tibetische Nonne, mit gesenkten Augen, mit einem Gesicht, das klar signalisiert, dass sie mit Möbeln nichts mehr am Hut bzw. an der Tonsur hat, bahnt sich einen geraden Weg durch alle Passanten und Kataloge. Der alte Tibeter lässt sich lachend ablenken, beginnt sogar im Katalog zu blättern und hört sich strahlend die Empfehlungen an, die er, so vermute ich, gar nicht versteht. Als die junge Frau merkt, dass der alte Tibeter – ihr Meister? ein Mönch, den sie begleiten muss? weiß sie den Weg, weiß er den Weg? – ihr nicht mehr folgt, wendet sie sich um und blickt hilflos, verloren auf den umworbenen Mönch.

* * *

Die Stelle aus der Taittirīya-Upanishad, die die Freude als eine Erfahrung des Absoluten betont, beschäftigt mich:

Brahman ist Freude.
[…] aus der Freude werden die Lebewesen geboren,
in der Freude leben sie, wenn sie geboren sind,
in die Freude gehen sie ein, wenn sie aus dieser Welt scheiden.[38]

Ich meine, dass ich etwas von dieser Freude erahne. Mich beschäftigt, wie ich diese Ahnung andern vermitteln kann. Eine Möglichkeit besteht sicher darin, die Menschen, die bei mir Rat suchen, anzuhalten, Tag für Tag nach dem Ausschau zu halten, was sie mit Freude leben lässt, und die Freude-Erfahrungen im Bewusstsein stärker zu gewichten als die gegenteiligen Erfahrungen, die es ja auch gibt. Eine weitere Möglichkeit sehe ich darin, eine eigentliche Lebensspur der Freude aufzuzeichnen: von der Kindheit bis in die Gegenwart. – Und die Menschen, denen schon als Kinder die Sensibilität für die Freude verletzt und zerstört wurde? Die schon als Kinder die Sehnsucht nach Freude verabschieden mussten, um überleben zu können?

Die Freude, auf die die Taittirīya-Upanishad zielt, ist aber nicht oder nicht nur die Freude, die uns bestimmte Erlebnisse schenken. Sie ist auch nicht die Verlängerung oder Steigerung solcher Erlebnisse. Die Freude-Erfahrungen müssen bzw. können also früher oder später auch losgelassen werden. Vielleicht ist deshalb die Intensität des Bewusstseins, in der wir uns auf eine Erfahrung einlassen, eher die Brücke zur Erfahrung der Freude: Dass wir uns etwas hingeben, dass wir einer Erfahrung Vertrauen schenken, wird uns zur Basis der Freude. Freude als die Stimmigkeit des Vertrauens. – Freude im Sinne des Ankommens in Marseille, wie Robert Lax sie im Gedicht beschrieben hat (vgl. S. 32).

Ich erlebe die Aura um erfahrene Menschen – in den direkten Begegnungen, aber auch dann, wenn solche Menschen in Bildern dargestellt und in Licht gehüllt werden – als Ausdruck dieser Freude.

Ich reagiere auf den Text in doppelter Art:
Es gibt mein Leben, meine Lebenszeit. Diese ist, ganz klar, von einer Vielzahl unterschiedlicher Erfahrungen geprägt. Vor meiner Geburt und nach meinem Tod gibt es Zeiträume, über die ich nachdenke und in die ich mich versetzen kann, die mir aber verschlossen bleiben.
Im Rahmen meiner Lebenszeit gibt es die Erfahrungen einer intensiven

Bewusstheit, die aufstellt, kräftigt, vitalisiert, öffnet – wie die Freude dies fertigbringt. Diese Erfahrungen sind zentral; sie vermitteln mir nicht nur den Grund meines Lebens, sondern auch das Wesen der verschlossenen Zeiträume.

Der Text argumentiert philosophisch/theologisch, er setzt beim Absoluten, nicht bei unseren biographischen Erfahrungen an: Die Freude des Absoluten war/ist die Urkraft, sie ist größer als unsere Biographie, aber sie ist auch die Triebkraft unserer Biographie. – Wie würde eine solche Theologie in meiner Tradition klingen: Am Anfang war die Freude, und die Freude war bei Gott, und Gott war die Freude... Ich muss es nachlesen, irgendwo gibt es die Aussage, dass sich Jesus gefreut hat, einfach so, weil seine innere Verbundenheit mit der Freude im Aufbruch seiner Männer und Frauen eine äußere Stimmigkeit erlebt hat.

* * *

Vor mir liegt eine japanische Darstellung von Buddhas Tod. Sie stammt aus dem elften Jahrhundert. Sie zeigt Buddha nicht in der Löwenlage, sondern in der Rückenlage, in der Asana des Toten, ganz entspannt, sein Körper, sein Gewand lichtvoll. Während von Buddha eine tiefe Ruhe ausgeht, sind die Gestalten, die sein Totenbett umgeben, voller Trauer. Sie trauern unterschiedlich; die Boddisattvas trauern darüber, dass dieser Erleuchtete nun die Erde verlässt; die Mönche trauern, weil sie ihren Lehrer, ihr Vorbild verlieren, auch die Tiere und Pflanzen trauern, denn was Buddha erfahren und gelebt hat, hat über sein individuelles Leben hinaus Bedeutung. In der rechten oberen Ecke des Bildes ist Maya, die Mutter des Buddha, dargestellt; sie erscheint, um am Übergang des Sohnes von dieser konkreten Biographie in die Freude des Absoluten teilzunehmen.

Mich fasziniert an diesem Bild, wie vielfältig die Trauer dargestellt wird – stellvertretend für alle Tiere der Löwe, der sich im Schmerz wälzt. Mich fasziniert, wie hell, fein, transparent das Gewand des sterbenden Buddha gemalt ist.

Wenn ich bei diesem Bild ausharre, setzen bei mir mehrere Prozesse ein. Zum einen sicher das Staunen über das künstlerische Gelingen dieses Bildes, zum andern aber auch das Einverständnis mit der Botschaft des Bildes: Da vollzieht jemand bewusst jenen letzten Schritt, den wir Menschen überhaupt vollziehen können. Einverständnis auch mit der Trauer. Einverständnis mit der Hingabe in den Tod.

Je länger ich mich dem Bild aussetze, merke ich, dass diese Aufgabe auf dem aktuellen Yoga-Markt vergessen worden ist: uns auf den letzten Schritt vorzubereiten. Der Yoga wird missbraucht, um eine unzerstörbare Jugend vorzugaukeln; es geht in einer Art und Weise um Fitness, die zentrale Lebenswahrheiten wie das Altern und das Sterben außer Acht lässt.

Ich phantasiere: Yogagruppen bilden Gemeinschaften, in denen sogar dieser letzte Schritt geübt, vorbereitet und, wenn es so weit ist, vollzogen wird.

* * *

In der Yoga-Praxis habe ich gelernt, den Atem mit der Vorstellung von Licht zu verbinden. Das lässt mich leichter die Energie des Atems wahrnehmen und diese Energie im Körper verteilen, sei es von Chakraraum zu Chakraraum, sei es von einem bestimmten Chakra aus in Körperbereiche, die den Atem und seine Kraft in diesem Augenblick brauchen.

Auf ähnliche Art verbinde ich das Licht mit dem »Abba OM«. Wenn ich auf das Einatmen achte und ihm die Gestalt eines Lichtstroms gebe, lasse ich mir in diesem Licht den Atem und im Lichtatem den »Abba«-Klang zuströmen. Beim Ausatmen lasse ich dieses Licht und das »Abba« aus dem Herzraum wegströmen. Dasselbe dann mit dem »OM«. Heute nun habe ich das auch während des Gehens versucht. Das weckte in meinen Beinen eine eigenartige Empfindung. Es verlangsamte mein Atmen und mein Gehen; meine Fußsohlen erhielten Herzcharakter; sie traten sehr liebevoll auf, der Boden schien das Licht zu reflektieren.

* * *

In den Yoga-Vorlesungen an der Universität Fribourg, die ich damals bei Richard Friedli besuchte, legte er, seinen Interessen entsprechend, das Gewicht auf die Friedensarbeit: Yoga als ein Weg zum sozialen und politischen Frieden.

Beim *Yoga-Sutra* des Patanjali interessierten ihn vor allem *yama* und *niyama* und ihre Umsetzungsmöglichkeiten im Rahmen einer bewussten Friedensarbeit, er stellte uns Mahatma Gandhi als den Vertreter des Karma-Yoga vor.

APRIL

Mit allem, was wir als ein Bestimmtes in uns fassen können, gehen wir
uns nichts an. Was wir erleben, ob Leben oder Tod, rührt so wenig an
unseren Kern, wie das Göttliche vom Spiele dieser Welt, die es aus sich
entfaltet, von allem Lebensjubel und -jammer in ihr betroffen wird. Wie
das Göttliche – unendliches Leben – über der Welt west und die Welt –
ihr innewesend – als seine Entfaltung spielen lässt, ohne Plan, ohne Ende:
Vollzug ohne Bezug – so lassen wir uns in unseren Schalen geschehen
und schauen uns selber von innen zu: der da tut und leidet, ist nicht wir.
Wir eignen ihn uns nicht zu.[39]

HEINRICH ZIMMER

Über mehrere Tage habe ich nicht üben können. Zuerst war es die Grippe,
dann die Auswirkungen der Medikamente, eine Müdigkeit, die bleiern
wirkt. – Würde ein richtiger Yogi dagegen angehen?

Ich kenne diese willensbetonte Praxis gut; früher machte sie meine Stärke aus;
heute bin ich mir im Hinblick auf den Wert dieser willentlichen Praxis nicht
mehr sicher.

Es muss im Herbst 1993 gewesen sein, als ich noch einmal glorios gegen den
Schmerz anging. Ich saß zu viel, hatte als Lektor in der Vorbereitung der Buchmesse alle Hände voll zu tun, arbeitete zudem an einer Übersetzung, die Throm-
bose in der rechten Wade schmerzte, aber der Schmerz durfte nicht sein; ich stand
sogar noch die Buchmesse durch und leistete mir einen Besuch bei Freunden in
Korntal, d. h., ich wollte, gemeinsam mit ihnen, die Bobrowski-Ausstellung im
Deutschen Literaturarchiv in Marbach am Neckar aufsuchen. Erst anschließend
durfte der Schmerz dann sein, erst als es ohne Tränen nicht mehr ging.

Die Weisheit des Körpers. Kenne ich sie? Nehme ich sie wahr? Lasse ich sie
gelten? Wirklich?

* * *

Heute morgen das Verständnis für die Sehnsucht von Henri Le Saux. Diese Erfahrung der Einheit, der Verbundenheit. Vermutlich hat er sie in seinen Klosterjahren in Kergonan vor allem mit Gott gesucht; in Indien nun, in der Begegnung mit Ramana Maharshi die Erfahrung, dass dieselbe Intensität sich auch in der Begegnung mit Menschen (Guru) einstellen kann, dann in einem weiteren Schritt, in der Begegnung mit dem Berg Arunachala die Erfahrung, dass sich diese Intensität auch mit Orten verbinden kann.

Eine Konkretisierung der Gotteserfahrung, die Henri Le Saux durchaus auch in der jüdisch-christlichen Tradition hätte finden können. Aber da war sie ihm vermutlich zu selbstverständlich, zu stark vorhanden, so dass sie ihm nicht mehr zur Erfahrung werden konnte; sie blieb Wort, Worthülse; er musste sie im hinduistischen, einem ihm vorerst fremden Bereich entdecken.

Später dann, erst nach der gelungenen Konkretisierung, jene Relativierung des Konkreten, die nichts Abwertendes besitzt, sondern eine Aufwertung ins Göttliche, in dem alles geborgen ist.

Omnia in Ipso constant [alles hat in Ihm seinen Bestand] (Kol.1,17).

Ist das nicht der Sinn des fundamentalen OM, seine allererste Bedeutung, etwas, das der Offenbarung des brennenden Dornbuschs entspricht: *Ego sum qui sum,* Yahwe: *aham-aham?*

Die Seele, die so weiß, ist innen, oder besser: steht weit über den Namen und Formen, *nāmarūpa,* ihrer selbst und der Wesen. Ihr Körper, ihre Sinne, ihr Denken, die anderen Menschen, alles Lebendige, die Pflanzen und selbst die Steine; die Erde, der Himmel, alles, alles scheint seitdem ihr zuzurufen: *OM! Aham brahma asmi! OM! Aham! OM! Tat tvam asi!* Mit ihren Ohren hört sie keinen anderen Klang mehr, mit ihren Augen kontempliert sie kein anderes Licht mehr; sie schmeckt keinen anderen Geschmack mehr, sie kennt keinen anderen Duft mehr, selbst durch ihren Verstand kennt sie keine andere Wirklichkeit mehr.

[…] Das Göttliche […] dringt bis in die äußersten, die oberflächlichsten, die »akzidentiellsten« Fasern des Seins; alles ist wie die innersten Markfasern der Substanz; das ist das Göttliche, das nicht nur ein bloßer ontologischer Begriff ist, ein bloßes Konzept des Seins, sondern das Ich, das machtvolle *AHAM* des lebendigen und wahren Gottes. Nur der Seher wird nicht getäuscht. Er sagt nicht »Alles ist Gott!«, wie der Pantheist, sondern »Nichts ist außer Gott!« Da, wo der Profane nur gewöhnliche Namen und Formen sieht, da, wo der Initiierte eine göttliche Manifestation verehrt, kann der »Erwachte« nichts anderes mehr sehen als Gott.

Was wird dann aus dem Ich des Menschen? Wird es denn für es kein Auftauchen aus diesem totalen Untergang geben? Dies ist ein Mysterium, das im Glauben und im Schweigen durchdrungen werden muss.

Das ewige Schweigen
des Schoßes des Grundes
des Herzens Arunāchalas,
in dem untergegangen ist
das »Ich«, das das Geschöpf sagt,
und aus dessen Innerstem sich erhebt
das eine und einzige,
das dreifach höchste »Aham« des göttlichen Schweigens…[40]

* * *

Ich erinnere mich: Die Körperhaltung des Berges *(Tadasana)* und die des Baums *(Vrksasana)* waren für mich mehrere Jahre lang Gebetshaltungen. Es begann in mir zu beten, sobald ich diese Haltungen eingenommen hatte. – Ich vermute, dass das mit der aufgerichteten Haltung und mit der Stellung der Arme und Hände zu tun hatte. – Meine Energie verlangte in diesen Haltungen nach einem Gegenüber; sie förderten die Hingabe.

Irgendwann, ich kann den Zeitpunkt im Nachhinein nicht mehr festlegen, geschah das nicht mehr, und ich hatte auch nicht das Bedürfnis, das Gebet nun selber zu machen. Es hatte sich aufgelöst. Es genügte, gesammelt in der

Körperhaltung zu verweilen. Jetzt noch zu beten hätte sich wie eine künstliche Zugabe erwiesen.

* * *

Ausprobieren:
- Wie schweige ich in den einzelnen Asanas?
- In welchen Positionen drücke ich mich so aus, dass der Körpersprache auch Gedanken bzw. Worte folgen?
- In welchen Positionen genügt sich der Körper, genüge ich mir im Körper und seiner Position, sodass sich Gedanken bzw. Worte erübrigen?

* * *

Heute hatte ich wieder einmal keine Zeit für die Praxis der Körperübungen. Ich habe zu meiner »Notlösung« gegriffen: Mitten in der Teamsitzung habe ich mir erlaubt, meine aktuelle Sitzhaltung als Yoga-Stellung zu betrachten. Ich habe auf die Signale der Nahsinne geachtet, habe mich wahrgenommen, habe ganz langsam, in einer kaum merklichen Bewegung das Gleichgewicht ausgeglichen, die Brustwirbel aufgerichtet, indem ich das Brustbein leicht nach vorne zog, habe die Arme auf dem Tisch näher herangezogen, habe dem Atem Raum gegeben. – Ich habe der Stellung, wie es sich für die Yoga-Praxis gehört, auch einen Namen gegeben: die Körperhaltung der unsichtbaren Pause.

* * *

In der Śvetāśvatara-Upanishad I,13 – 14 findet sich ein eindrückliches Bild für den Meditationsprozess: Die Silbe OM, der mental Raum gegeben wird, und der Körper verhalten sich zueinander wie die beiden Reibhölzer, die aneinander gerieben werden, damit aus ihnen Feuer schlägt. Das »Feuer«, das bei diesem Prozess entsteht, ist das Bewusstsein für Atman, für die Einheit des menschlichen Bewusstseins mit dem Absoluten.

So wie die Gestalt des Feuers nicht sichtbar ist,
wenn es in seinem Ursprung erlöscht,
und doch ist seine Eigenart nicht verschwunden,
denn es kann aus dem Reibholz wieder belebt werden –
ebenso können beide (das Sichtbare und das Unsichtbare)
durch die Silbe OM im Körper erfahren werden.
Wenn man den eigenen Körper zum unteren Reibholz macht
und die Silbe OM zum oberen,
so kann man durch die Übung der Meditation,
die wie das Reiben der Hölzer (das Feuer hervorruft),
Gott schauen als den Verborgenen.[41]

Wenn ich mich auf diese Art der Meditation einlasse, wiederhole ich die Silbe OM – oder mein »Abba OM« – im Atemrhythmus. Immer beim Ausatmen spreche ich diese Silbe, in die Länge gezogen, in mich hinein. Manchmal wechsle ich in der inneren Haltung und höre die Silbe OM als einen Klang, der in meinem Atem mitschwingt, unabhängig davon, ob ich ihn mir in Erinnerung rufe oder nicht, als einen Atemklang, der eine göttliche Verbundenheit offenbart.

Diese Meditation ist mir, der ich durch die jüdisch-christliche Tradition geprägt worden bin, auch deshalb lieb, weil sie mich an die Wertschätzung des Wortes erinnert, das als göttlich schöpferische Kraft am Anfang von allem steht, jenes Wortes, das mit der Liebe gleichgesetzt worden ist.

Die Formulierung der Śvetāśvatara-Upanishad fasziniert mich zudem durch die Bedeutung, die dem Körper zugewiesen wird. Die Sitzhaltung, die Sammlung, die Verbundenheit mit dem Atem, die Präsenz im Körper sind für die Entstehung des Feuers ebenso ausschlaggebend wir das Mantra OM.

* * *

Feiner als das Feinste, größer als das Größte
ist der Ātman, verborgen in den Herzen aller Wesen.[42]

Śvetāśvatara-Upanishad III,20

Die Ihn mit dem Herzen und mit dem Geist
als den im Herzen wohnenden erkennen – sie werden unsterblich![43]

Śvetāśvatara-Upanishad IV,20

* * *

In der Śvetāśvatara-Upanishad II, 10 wird die Bedeutung des Herzens und der Yoga-Praxis hervorgehoben: Sitzhaltung, Atemkontrolle, Kontrolle der »Geistesbewegungen«; sogar der Übungsplatz wird beschrieben:

> An einem ebenen, reinen Ort, frei von Steinen, Feuer oder Schmutz,
> der dem Geist angenehm ist durch Geräusch von Wasser,
> wo nichts den Blick stört, dort soll er Yoga üben.
> An einem ruhigen Ort, in einer windstillen Höhle
> soll er seinen Geist sammeln.[44]

Ich kenne die Yoga-Praxis im Freien nicht. Ich ziehe mich in unseren Yoga-Raum zurück; auch mit den Gruppen übe ich im Raum. Ist meine Sammlung auf den Schutz des Raums angewiesen? Könnte die Yoga-Praxis im Freien etwas von der Weite und Offenheit der Landschaft bekommen? Ein Aare-Yoga? Ein Jura-Yoga?

* * *

Hermann Hesse hat die *Bhagavad-Gita* ernster, persönlicher genommen, als mir dies möglich ist. Ich bin auf ein Gedicht gestoßen, in dem er das Geschehen der *Bhagavad-Gita* mit der Situation des Ersten Weltkriegs zusammenbringt.

BHAGAVAD GITA
September 1914

Wieder lag ich schlaflos Stund um Stund,
Unbegriffenen Leids die Seele voll und wund.

Brand und Tod sah ich auf Erden lodern,
Tausende unschuldig leiden, sterben, modern.

Und ich schwor dem Kriege ab im Herzen
Als dem blinden Gott sinnloser Schmerzen.

Sieh, da klang mir in der Stunde trüber
Einsamkeit Erinnerung herüber,

Und es sprach zur mir den Friedensspruch
Ein uraltes indisches Götterbuch:

»Krieg und Friede, beide gelten gleich,
Denn kein Tod berührt des Geistes Reich.

Ob des Friedens Schale steigt, ob fällt,
Ungemindert bleibt das Weh der Welt.

Darum kämpfe du und lieg nicht stille;
Dass du Kräfte regst, ist Gottes Wille!

Doch ob dein Kampf zu tausend Siegen führt,
Das Herz der Welt schlägt weiter unberührt.«[45]

* * *

Kurz nachdem ich mich hier in Wangen niedergelassen hatte, besuchte mich Pater Iswar Prasad. In seinem Ashram in Varanasi hatten wir gemeinsam meditiert und Pujas gefeiert. Auch jetzt wollten wir gemeinsam meditieren. Der Meditationsraum, den ich in der Wohnung eingerichtet hatte, interessierte ihn allerdings nicht mehr, als er die Aare entdeckte. Er wollte an der Aare meditieren, denn auch die Aare war für ihn eine Verkörperung des Ganges, der Mutter Ganga. So legten wir am Morgen jeweils um sechs Uhr den kurzen Weg zur Aare zurück und richteten uns an ihrem Ufer, etwas unterhalb der alten gedeckten Holzbrücke ein, sangen zwei, drei Hymnen (in Sanskrit oder Latein) und verweilten dann in der Stille, vor uns, in uns das Fließen des Wassers. Als Abschluss der Meditation übergaben wir dem Wasser ein paar Blumen, die wir mitgebracht hatten.

> Wanderer sein –
> viele möchten wandern
> doch nicht allen zeigt der Bach die Quelle.
> Denn aufgeschlossen muss man sein
> und immerfort bereit das Unverhoffte zu empfangen.
>
> Und das fängt allerorten an.
> An jeder Stelle ist der Anfang dessen
> was man die Quelle nennt.[46]

Der Anfang des Gedichts *Lied vom Begehren* der polnischen Lyrikerin Urszula Koziol vermittelt für mich etwas von der Aare-Meditation, wie sie mich damals gepackt hat. Das Fließen wahrnehmen, während ich selber in Ruhe sitze – ich kenne auch die Variante des Wanderns: dem Wasser entgegengehen –, in der Fließbewegung den Ursprung aufspüren, von dem sie herkommt und lebt. Quelle und Bach als Manifestationsformen, die nicht gegeneinander ausgespielt werden können, da sie vom selben Wesen kommen.

1974 nahm ich zum ersten Mal an einem Sesshin teil, das von Kiichi Nagaya Roshi geleitet wurde. Ich habe noch seine Stimme und seine Worte im Ohr, mit denen er mich damals verabschiedete: »Du musst ganz Bach sein!« Dieser Satz blieb mir in seiner ganzen Einfachheit wie ein kraftvolles Rätsel, wie ein Koan, und ich gab ihm in den nächsten Monaten alle möglichen Deutungen. Auch nachdem mir in den folgenden Jahren klar wurde, dass Kiichi Nagaya Roshi wie alle Japaner den Konsonanten »w« nur schwer aussprechen konnte und er mir vermutlich ans Herz legen wollte: »Du musst ganz wach sein!«, hielt ich am Bildwort fest. Ich war einverstanden damit, dass ich in Fluss kommen würde.

Am Sankelmarker See habe ich meine Pappel aufgesucht. Ihre Borke ist ein unaufhörliches Fließen, ein senkrechtes Fließen. Fließt die Pappel nach oben, steigt sie aus der Erde auf, oder fließt sie vom Himmel kommend der Erde zu?

> Denn ihren Anfang nimmt die Quelle überall.
> Man braucht von nirgends fort, um hinzukommen.[47]

Der Weg zur Quelle: eine Formulierung, die in den spirituellen Traditionen immer wieder auftaucht, wenn es darum geht, die göttliche Herkunft des menschlichen Bewusstseins hervorzuheben; auch Henri Le Saux benützt sie öfters, u. a. in seinem Aufsatz *Innere Wege*. Er betont, dass es nicht nur den Weg zur Quelle gibt, sondern auch das Leben in der Verbundenheit mit der Quelle.

> Für den *jnāni* gibt es nur eine Wirklichkeit in dieser Welt der *māyā*, dieser Welt des Geschaffenen, nämlich den langsamen und unaufhaltsamen Weg der Wesen zum Selbst, zum Wahren *(satyam)*, zu *Sat-cit-ānanda*, die langsame Rückkehr nach innen. Die Weltgeschichte in ihren weitesten Bewegungen wie in ihren kleinsten und individuellsten Ereignissen hat keinen anderen Sinn als diesen Wiederaufstieg der Wesen zu ihrer Quelle. Der *jnāni* kennt die Wesen nur mehr in dieser Quelle, und er ist nur mehr Zeuge ihres Werdens vom Blickpunkt der Quelle her, aus der sie kommen, entstehen und schließlich, in eben dem Maß, in dem sie sie erreichen, sind […].[48]

* * *

Es fällt mir auf, dass ich in den Seminaren oft jene Yoga-Stellung einsetze, die in den Büchern meistens als »kleine Brücke« oder als »Schulterbrücke« bezeichnet wird, *Setu Bandha*. Ich mute sie den Leuten gerne zu, weil sie die Sensibilität für den Rücken fördert. Sei es in der ganz kleinen Variante, in der das Becken und der Lendenbereich zwei, drei Zentimeter vom Boden abgehoben werden, damit diese durch unsere alltäglichen Sitzhaltungen überforderte Körperzone für ein paar Augenblicke durchhängen und sich in dieser natürlichen Dehnung entspannen kann. Sei es in der behutsamen, achtsamen Bewegung, durch die das Becken und dann die Wirbelsäule vom Boden abgehoben, anschließend wieder auf den Boden zurückgelegt werden. Ich gebe jeweils den Impuls, jeden Wirbel wahrzunehmen, im Augenblick, da er vom Boden weggenommen wird, und im Augenblick, da er den Boden wieder berührt. Ein Berührdialog zwischen den Wirbeln und dem Boden. Sei es in der eigentlichen Âsana, wenn das Becken nach oben gestemmt und der Brustraum Richtung Kopf gewölbt wird. Ich selber mag es, in dieser Position die Arme hinter den Kopf zu dehnen und die Knie vom Rumpf wegzustoßen; in dieser Position gelangt die Körpervorderseite in eine sehr angenehme Dehnung.

Vermutlich ist uns durch unseren Aktivismus, durch das Vorwärtsstreben der Sinn für den Rücken verloren gegangen. Wir sind verletzlich im Rücken.

* * *

Als Vorbereitung auf das Seminar, in dem wir Bäume, unseren Baum, meditieren, meditiere ich die Amboplatte in der Klosterkirche von Romainmôtier. – Die ersten Jahre, als ich nach Romainmôtier kam, zog mich diese Amboplatte nicht besonders an; in den letzten Jahren ist sie mir wichtiger geworden.

Diese etwa 1,50 Meter hohe Platte gehört zur künstlerischen Ausstattung jener Klosterkirche, die zu Beginn des 8. Jahrhunderts errichtet und 735 durch Papst Stephan II. geweiht wurde. Sie war Teil der Kanzelbrüstung. Dominiert wird die Platte von einem lateinischen Kreuz, dieses Kreuz ist durch Palmetten verziert, konkret: Die Senkrechte des Kreuzes wirkt wie ein nach oben, dem Licht zu, wachsender Ast, die Waagrechte des Kreuzes ist, auf beiden Seiten der Senkrechten, mit einem Flechtband in der Form einer liegenden Acht, mit einem Ewigkeitssymbol, geschmückt.

Wo die Senkrechte und die Waagrechte sich kreuzen, geht eine Blüte auf. Am Fußende des Kreuzes entfalten sich zwei kleine, stilisierte Bäume. Das Kreuz ist umrahmt von Endlosbändern und einem Band aus Palmetten, die wiederum auf die Ewigkeit bzw. auf die Kontinuität der schöpferischen Kraft in der Natur hinweisen.

Wird es mir gelingen, im Seminar die Faszination dieser Kreuzes-, dieser Baumdarstellung zu vermitteln?

Der Kreuzesbaum und der paradiesische Lebensbaum fallen in dieser Darstellung zusammen. Dem Kreuz fehlen die uns vertrauten Leidenssignale. Die Blätter im Stamm des Kreuzes, die Symbole in seinen Ästen, die Blüte in seiner Mitte, die Bäume an seiner Wurzel: Sie alle weisen darauf hin, dass sich in der Schöpfung eine göttliche Kraft unaufhaltsam entfaltet. Diese Kreuzesdarstellung entdramatisiert die Leidensgeschichte, birgt sie in der natürlichen, schöpferischen Kraft des Göttlichen.

Entspricht diese Darstellung jener Ahnung, die sich in der Meditation einstellen kann, jener Ahnung des Aufgehobenseins?

Entspricht diese Darstellung aber der Furcht, die darum weiß, dass jede Ich-Mitte früher oder später aufgelöst wird.

Ich werde den Teilnehmern das Bild von der Ambo-Platte mitgeben, wenn sie in den Wald, zu ihrem Baum, gehen, damit sie das Kunstwerk im Kontakt mit den Bäumen meditieren, umgeben von dieser Kraft, die nach oben wächst.

Ich überlege mir auch, das Bild als Impuls für jenen inneren Prozess zu nehmen, dem wir uns widmen, wenn wir die Baumstellung einnehmen:
- unsere Ausrichtung in der Vertikalen, verbunden mit der schöpferischen Entfaltung,
- unsere Ausrichtung in der Horizontalen, verbunden mit der immer gültigen Liebe,
- der Herzraum als blühende Mitte, in der sich schöpferische Kraft und Liebe begegnen.

* * *

Das Denken so lange zügeln,
bis es sich im Herzen auflöst.[49]

MAITRĪ-UPANISHAD VI,34

Wie kann ich meine Gedanken, mein Denken frustrieren?

Wie kann ich sie in ihrer Bedeutungslosigkeit aufdecken, ohne ihnen – oder mir selber – gegenüber lieblos zu werden?

Den Gedanken nicht einen Gegengedanken entgegenstellen, sondern auf jene Bewusstseinsebene umsteigen, die nicht von den Gedanken bestimmt wird. Diese Bewusstseinsebene ist das Herz, die Herzensverbundenheit mit dem Göttlichen.

* * *

Die Meditation der Amboplatte habe ich im richtigen Moment begonnen; sie wird mir zu einer eigentlichen Frühlingsmeditation.

* * *

Shalabhasana / die Position der Heuschrecke. Als ich einer Kollegin beim Vorzeigen der Position zuschauen konnte, merkte ich, dass ich nach wie vor zu viel Kraft in die Arme gab; ich benützte die Arme wirklich wie einen Hebel, um dadurch den Bauch und die Beine vom Boden wegzubringen. Weil ich auf diese Armkraft setzte, verpasste ich das Entscheidende der Position.

Ich versuche es nun in der Art der Kollegin, lasse mir Zeit, schmiege meinen Bauch, die Leisten und die Oberschenkel an den Boden, beginne dann langsam mit dem Aufbau der Spannung im Beckenboden, hebe vorerst nur das eine der beiden Beine vom Boden, spüre der Dehnung nach, die sich von der Bauchdecke über die Oberschenkel hinzieht; durch die Kontraktion des Beckenbodens verhindere ich das Hohlkreuz, das sich bei meiner früheren Art, die Position einzunehmen, oft einstellte. Die Position der Heuschrecke lässt mich – vom Bauch bis zur Spitze des Fußes – lang werden. Ich variiere: Manchmal vollziehe ich das Anheben des Beines als Bewegung, manchmal bleibe ich ein paar Atemzüge in der Position. Dann vollziehe ich die Bewegung bzw. die Stellung mit dem andern Bein. Gelegentlich füge ich noch die Variante an, bei der ich beide Beine gleichzeitig anhebe.

Diese Art der Heuschrecke sieht nicht mehr so kraftvoll aus wie meine frühere Variante – mein Qi Gong-Lehrer meinte kürzlich zu Beginn einer Übung: Führt die Bewegung nicht mit aller Kraft aus, setzt höchstens siebzig Prozent eurer Kraft ein, oder, falls ihr yoga-erfahren seid, höchstens fünfzig Prozent eurer Kraft... – aber sie lässt mich meine Beine und ihre Verbundenheit mit dem Becken und der Bauchdecke neu erleben.

* * *

Ich habe bei Mircea Eliade nachgelesen, welchen Stellenwert er der *Bhagavad-Gita* gibt, diesem Werk, das mir fremd bleibt, ja immer fremder wird. Mircea Eliade betrachtet die *Bhagavad-Gita* als ein Meisterwerk indischer Spiritualität, das eine Methode zur Erlangung der mystischen Einheitserfahrung vermittelt. Nach ihm geht es in diesem Werk um die Frage,

> ob auch das Handeln zum Erlangen des Heils führen kann oder einzig die mystische Meditation, also [der] Konflikt zwischen »Aktion« *(karman)* und »Kontemplation« *(śama)*. Krishna sucht dieses Dilemma [...] zu lösen, indem er zeigt, dass die beiden vor ihm einander entgegengesetzten Methoden gleichermaßen gültig sind und jedes Individuum seine Wahl treffen kann je nachdem, welche Methode ihm seine eigene karmische Situation auszuüben erlaubt, sei es im Sinne der »Aktion« oder der Erkenntnis und mystischen Kontemplation. [...]

> Die Lehre daraus ist folgende: Obwohl der Mensch die durch die *guna* geschaffene »historische Situation« auf sich nimmt (und er muss sie auf sich nehmen, da auch die *guna* von Krishna kommen) und gemäß den Notwendigkeiten dieser »Situation« handelt, muss der Mensch sich weigern, seine Handlungen als gültig zu erklären und seiner eigenen Verfassung absolute Geltung zuzusprechen. Er muss, mit anderen Worten, erstens jeder menschlichen »Situation« ontologische Realität absprechen [...] und zweitens sich hüten, die »Früchte seiner Handlungen genießen« zu wollen. [...]

Krishna offenbart Arjuna, dass der »Tatmensch« sich retten, anders ausgedrückt, den Folgen seiner Teilnahme am Leben der Welt entgehen kann, obwohl er fortfährt zu handeln. Der »Tatmensch« ist der, der sich nicht aus dem zivilen Leben zurückziehen und durch Erkenntnis und mystische Frömmigkeit sein Heil wirken kann. Das Einzige, was er zu beobachten hat, ist Folgendes: Er muss sich lösen von seinen Taten und ihren Ergebnissen, anders ausgedrückt »verzichten auf die Früchte seiner Taten« [...], unpersönlich handeln, ohne Leidenschaften, ohne Wünsche, wie wenn er stellvertretend für einen andern handelte. Hält er sich strikt an diese Regel, so werden seine Akte keine neuen karmischen Möglichkeiten mehr »säen« noch ihn versklaven an den karmischen Kreislauf.[50]

Ähnliche Formulierungen habe ich auch in anderen religionswissenschaftlichen und spirituellen Kommentaren zur *Bhagavad-Gita* gefunden. Ich glaube diese Lehre zu verstehen, ich kann das mystische Vertrauen wahrnehmen, das diese Worte umkreisen, und trotzdem sträubt sich etwas in mir gegen diese Worte. Ich vermisse die Liebe zur konkreten Situation und die Verantwortung dieser Situation gegenüber.

MAI

Ich bin der Ursprung von allem, was sich regt,
sein Untergang desgleichen!
Es gibt nichts Höheres als mich [...];
auf mich ist dies All aufgezogen,
wie Edelsteine auf einen Faden.
Ich bin im Wasser der Geschmack [...];
ich bin das Leuchten von Sonne und Mond;
in allen Veden bin ich die Silbe OM,
im Raum der Ton, in den Männern die Manneskraft;
und in der Erde der angenehme Geruch;
im Feuer die Glut;
das Leben in allen Wesen,
und die Kasteiung in den Asketen;
Erkenne mich als den ewigen Samen aller Wesen [...]!
Ich bin die Bewusstheit aller, die Bewusstheit erlangt haben.
Die Glut in allem, was Glut hat, bin ich.
Und ich bin die Macht der Mächtigen,
sofern sie frei von Lust und Leidenschaft ist.
Wo sie der Grundordnung nicht widerspricht,
bin ich die Lust in den Wesen [...].[51]

Bhagavad-Gita

Ramesh Shettivar – Januar 1977. Wie würde ich heute auf ihn reagieren? Den Raum an der Universität in Varanasi, in dem ich ihm begegnet bin, habe ich von der Größe her noch in Erinnerung. Er auf dem Tisch, thronend, gleichzeitig in ständiger Wahrnehmung der Leute, die übten, die die Übungen vollzogen, die er selber oder einer seiner Assistenten ihnen vorgegeben hatten.

Es war Pater Iswar Prasad, der den Kontakt hergestellt hatte. Ihn hatte ich 1974 im Rahmen der Studienreise nach Indien und Thailand kennen gelernt.

66

Damals war er für unsere Reisegruppe der Fachmann für die Inkulturation des Christentums in Indien. In seinem Ashram in der Nähe des Ganges feierte er Gottesdienste, die stark von den hinduistischen Ritualen geprägt waren, eine Art Puja, nicht vor einer Statue, sondern vor dem Tabernakel, Gesten, Zeichen, die für die hinduistisch geprägten Menschen des Quartiers verständlich waren. Bei der Eucharistiefeier wurden Elemente eingesetzt, die ebenfalls ganz »indisch« waren: angefangen von den Musikinstrumenten über die kurzen, mantra-artigen Gesänge bis hin zu den Blumen, die prachtvoll, farbig in den Ritus miteinbezogen wurden. Für mich war eindrücklich, wie der Segensgestus, der mir vertraut war, durch die Bewegung ersetzt wurde, die den Schriftzug des Mantras OM nachzeichnete. Brot und Weinkelch wurden über diese OM-Bewegung in den Bereich der Heiligung integriert.

In seinem Ashram sah ich auch das ungelenk gemalte und dennoch unvergessliche Bild der Verklärung Jesu. Während in der europäischen Bildtradition das Furchterregende des Geschehens hervorgehoben wurde – Jesus umgeben von einem Lichtkranz, in Korrespondenz mit Mose und Elias, die drei Jünger vor Schrecken auf den Boden geduckt –, war auf diesem indischen Bild Jesus als Meditierender dargestellt, im Lotussitz, ganz in sich gesammelt, in dieser Wendung nach innen vom Licht erfüllt, leicht vom Boden abgehoben. Ein Bild der nachvollziehbaren Entrückung. Jesus einer der großen Meditierenden.

Jetzt, im Januar 1977, durfte ich in seinem Ashram wohnen – gemeinsam mit einem anderen Pater der Indian Missionary Society, der in Assam, im Grenzgebiet zu Thailand, tätig gewesen war, er kochte uns die Gerichte der einheimischen Bevölkerung – und ging jeden Morgen für zwei bis drei Stunden in den Übungsraum von Ramesh Shettivar.

Beim ersten Mal stellte ich mich ihm vor. Und er lud mich ein, in diesem großen Übungsraum, mitten unter den anderen, die am Üben waren, mein persönliches, tägliches Übungsprogramm zu vollziehen.

Ich erinnere mich noch, dass ich die Übungen mit einem Blick auf ihn vollzog. War ich gut? War mir anzusehen, dass ich schon seit drei Jahren Yoga unterrichtete?

Ich blieb etwa anderthalb Stunden in meinem Programm, näherte mich dann wieder seinem Tisch; als von seiner Seite keinerlei Zeichen kam, wartete ich eine kurze Weile und verabschiedete mich dann von ihm mit einer stummen Verneigung. Drei Tage lang war das unser Ritual, für mich enttäuschend; ich hatte mir vom Kontakt mit einem »richtigen« Guru etwas ganz anderes erwartet... Am vierten Tag kam es dann zu einem neuen, mir noch nicht bekannten Zeichen: Er lud mich ein, auf seinem Tisch neben ihm Platz zu nehmen. Wir saßen, meistens schweigend; gelegentlich erklärte er mir die Übungen, die er einzelnen Personen gegeben hatte, die Zusammenhänge der Übungen mit den Heilungsgeschichten der Einzelnen – Ramesh Shettivar war als Yoga-Guru auch Teil der Universitätsklinik, wenn in einem Heilungsprozess Yoga-Methoden angebracht waren, wurden die Patienten ihm anvertraut – oder seine Überlegungen, weshalb er ihnen gerade diese und keine anderen Übungen gegeben hatte. Übungen, das bedeutete für ihn: Körperstellungen, Bewegungsabläufe, Atemübungen, Gebete, Gesänge, Meditationsimpulse, Ernährungsvorschriften. Je nach Ansprechbarkeit, Erreichbarkeit der Leute hatte er die entsprechenden Übungen ausgewählt.

* * *

Am Ende meines Aufenthalts in Varanasi beschlossen Pater Iswar Prasad und Ramesh Shettivar für ein paar Tage nach Allahabad zu fahren; dort waren eben die wichtigsten Tage der Kumbh Mela, jener Wallfahrt, die alle zwölf Jahre stattfand. Es war insofern eine ausgezeichnete Wallfahrt, als sich der Zyklus von 144 Jahren (12 x 12 Jahre) erfüllte. Sie luden mich ein, mitzufahren. Schon die Fahrt in der Bahn war unvergesslich, mein Platz wechselte zwischen Sitzbank und Gepäckablage; von Zeit zu Zeit hielt der Zug, man stieg aus, bewegte sich, Händler kamen und boten Getränke und Speisen an, das Horn des Zuges rief uns zur Weiterfahrt. In Allahabad übernachteten wir im Hause des Erzbischofs. Ich genoss diese Rückzugsmöglichkeit. Denn nach Zeitungsberichten mussten sich an diesen Haupttagen der Wallfahrt an die 19 Millionen Menschen in Allahabad aufgehalten haben.

Am dritten Tag unseres Aufenthaltes tauchten wir in den Ganges ein – nachdem wir uns vom frühen Morgen an gut vier Stunden durch die Menschenmenge und mit der Menschenmenge ans Ufer gedrängt hatten –, beteten mit den andern Pilgern in den improvisierten Tempeln und besuchten die Gurus, die ihre Gegenwart und ihre Lehre vermittelten.

* * *

Die spirituellen Traditionen, auch der Yoga, können einen falschen Eifer, eine falsche Identifikation mit dem Vorgegebenen wecken. Der Jesuit Anthony De Mello führt im Rahmen seiner gesammelten spirituellen Geschichten einen Text an – mit dem Titel *Berichtigt die Heilige Schrift* –, der diese Thematik aufgreift. Buddha verlangt die Korrektur der Veden, der Heiligen Schriften seiner Tradition, weil sie seinen Erfahrungen widersprechen; Jesus fordert die Überprüfung aller Heiligen Schriften, damit Aussagen gegen die Würde der Menschen überarbeitet werden können, Aussagen, die zu Intoleranz, Grausamkeit oder Fanatismus verleiten. Anthony De Mello erzählt provozierend:

Ein gelehrter Mann kam einst zu Buddha und sagte:
»Was Ihr lehrt, Sir, steht nicht in den Heiligen Schriften.«
»Dann fügt Ihr es doch in die Schriften ein«, sagte Buddha.
Nach einer verlegenen Pause fuhr der Mann fort: »Darf ich mir die Kühnheit erlauben, Sir, anzudeuten, dass einiges von dem, was Ihr lehrt, den Heiligen Schriften direkt widerspricht?«
»Dann berichtigt die Schriften«, sagte Buddha.

Den Vereinten Nationen wurde ein Vorschlag unterbreitet, die Heiligen Bücher aller Religionen der Welt zu überprüfen. Alles, was zu Intoleranz, Grausamkeit oder Fanatismus führen könnte, sollte gestrichen werden. Alles, was irgendwie gegen die Würde und das Wohlergehen der Menschen gerichtet wäre, sollte ausgelassen werden.

Als sich herausstellte, dass Jesus Christus selbst diesen Vorschlag gemacht hatte, stürzten Reporter zu seiner Residenz, um nähere Erläuterungen zu bekommen. Seine Erklärung war einfach und kurz: »Die Heiligen Schriften sind wie der Sabbat für den Menschen gemacht«, sagte er, »nicht der Mensch für die Schriften.«[52]

Ich habe Lust, die Heiligen Schriften, soweit sie in den Regalen in meinem Rücken vorhanden sind, zusammenzustellen und sie dieser Überarbeitung zu unterziehen. Wobei ich mir diese Arbeit als schwierig vorstelle, denn bestimmte Aussagen haben ihre menschenverachtende Tendenz ja erst durch spätere Kommentatoren erhalten.

Müsste jede Aussage auf ihre Klarheit und Eindeutigkeit hin überprüft werden? Aber gibt es überhaupt eine Klarheit und Eindeutigkeit, die eine spätere Missdeutung verhindert? Ist es nicht eher die Klarheit und Eindeutigkeit in unserem Herzen, die eine Missdeutung verhindert?

* * *

»Anfang« als Gottesname! Meditation dieses Gottesnamens.

Es ist das Logion 18, das mich – einmal mehr – auf diese Idee bringt:

> Die Jünger fragten Jesus:
> Sage uns, was für ein Ende werden wir nehmen?
> Jesus antwortete:
> Was wisst ihr denn vom Anfang, dass ihr mich nach dem Ende fragt?
> Dort, wo der Anfang ist, wird auch das Ende sein.
> Selig ist, wer im Anfang steht; er wird das Ende kennen und den Tod nicht schmecken.[53]

»Anfang« – das erste Wort der hebräischen Bibel.

* * *

Auch heute habe ich wieder gestaunt, was die kurze Yoga-Praxis ausgelöst hat. Der Klient, stress-, vielleicht sogar burnoutgefährdet, hatte bisher keinen Bezug zu Yoga oder verwandten Körpertherapien und war körperlich steif und unwillig, als ob er mit jeder Bewegung fragen wollte: Muss das sein...? Wir spielten die Übungsabfolge dreimal durch; dazwischen unsere Gespräche über die Ursachen seiner Stressreaktionen und über die möglichen und notwendigen Umstellungen in seinem Alltag bzw. in seinem Bewusstsein.

Nachdem er die Übungen vorerst abgewehrt oder als nebensächlich abgetan hatte – er hätte es vermutlich vorgezogen, noch mehr zu sprechen und von mir schnell wirkende Rezepte zu bekommen, die ihn von den quälenden Migräne- und Rückenschmerzen befreit hätten –, konnte er am Schluss eingestehen, dass diese Übungen ihn bereits ein Stück weit entspannt, ihm ein Vorgefühl der Entspannung vermittelt hätten.

Für mich sind die Übungen auch stets ein Testverfahren: Übungen brauchen Zeit, und sie brauchen uns selber. Wir müssen uns in diesen Heilungsprozess investieren. Wir müssen umdenken: Ich kann aus der Stressspirale nur aussteigen, wenn ich mir eine andere Werteskala zugestehe als bisher, und zu dieser Werteskala gehört ganz oben der bewusste Umgang mit mir selber.

* * *

Ich bin der Ursprung von allem, was sich regt,
sein Untergang desgleichen!
Es gibt nichts Höheres als mich […],
auf mich ist dies All aufgezogen,
wie Edelsteine auf einen Faden.[54]

Auch wenn mir die *Bhagavad-Gita* und ihr Versuch, sich dem Leiden und der Tragik des menschlichen Lebens anzunähern, nicht liegen, diese Zeilen sprechen mich sehr an. Sie lassen sich im Sinne der Advaita-Mystik lesen: Gott kann/muss als eine umfassende, verbindende Kraft verstanden werden. Die Edelsteine einer Kette – die Situationen unseres Lebens – können ganz unterschiedlich sein, in der Farbe, in der Form, in der Leuchtkraft, in ihrem Kaufwert, in dem, was sie in uns als Reaktion auslösen, es können Steine sein, die wir selber ausgelesen und zusammengestellt haben, es kann sich aber auch um eine Kette handeln, die uns geschenkt worden ist. Im Bild der Kette ist Gott mit dem Faden zu vergleichen, der, beinahe unsichtbar, die Steine zusammenhält. In der Realität unseres Lebens ist Gott die Lebenskraft, die die Situationen untereinander verbindet, die in den einzelnen Situationen leuchtend aufscheint, sie transparent werden lässt.

* * *

»Anfang« als Gottesname. Vielleicht stütze ich meine Meditation auf einen Predigttext von Meister Eckhart, den ich kürzlich gelesen habe. Oder widersteht mir seine Sprache, die eine innere Erfahrung im Sinne der Dreifaltigkeitstheologie wiedergibt?

> »In principio«: Das soll uns erklären, dass wir ein einiger Sohn sind, den der Vater in Ewigkeit aus dem verborgenen Dunkel ewiger Vaterschaft geboren hat, und dass wir im ersten Anfang, in der ersten Lauterkeit, die eine Fülle aller Klarheit ist, verweilen. Hier habe ich ewig in der verborgenen Erkenntnis des ewigen Vaters geruht und geschlafen. Ich verweilte und war nicht ausgesprochen.[55]

Die *Bhagavad-Gita* spricht vom »Ursprung«, vom »Unentfalteten«:

> Der Anfang aller Dinge liegt im Unentfalteten,
> dazwischen sind sie entfaltet [...],
> doch ist wieder im Unentfalteten ihr Ende.[56]

* * *

Meine Lust, aus der Religion auszusteigen, mich aus der Religion zu verabschieden? Kann mir der Yoga dabei eine Hilfe sein?

* * *

Heute morgen stellte sich bei der Meditation das Gedicht ein, mit dem Robert Lax seinen Band *Circus of the Sun* eröffnet:

> Manchmal begeben wir uns auf eine Suche
> und wissen nicht, wonach wir Ausschau halten,
> bis wir wieder zu unserem Anfang kommen.[57]

Ich versuchte das Gedicht loszulassen, doch es gelang mir nicht. So integrierte ich es in mein Meditieren rund um den Gottesnamen »Anfang«. Vermutlich weil mir das Gedicht seit langem vertraut ist, wurde mir das Meditieren des Anfangs, das Aufgehen im Anfang leichter als auf der Basis der theologischen Texte.

Kurz war die Bedeutung gegenwärtig, mit der Robert Lax aller Wahrscheinlichkeit nach »Anfang« umgab: die ursprüngliche Schöpfungskraft Gottes, durch die und dank der alles begann, das erste Wort des Schöpfungsgedichts zu Beginn der hebräischen Bibel. Im Stamm dieses hebräischen Wortes schwingen zwei inhaltliche Nuancierungen mit: sowohl Anfang, Beginn, aber auch das Oberste, das Wertvollste. Für Robert Lax ist die Zirkustournee ein Abbild der göttlichen Schöpfung: In der Nacht fahren die Lastwagen mit den Zelten, den Artisten und den Tieren in ein Dorf ein, an jedem Ort wird das Zelt von neuem aufgebaut, damit dann im Rund der Manege die einzelnen Nummern der Artisten entstehen können. Sowie der Zirkus als künstlerisches Werk im Bezug zum göttlichen Wirken verstanden werden kann, verdankt sich in der Vorstellung von Robert Lax auch das Leben jedes Menschen einem göttlichen Ja.

Wie komme ich wieder zu meinem Anfang?

Ist die Meditationspraxis der geeignete Weg?

Wie bleibe ich auf dem Weg zum Anfang?

Wie kann ich den gefundenen Anfängen weitere Anfänge zumuten?

Ich erinnere mich an den koanartigen Impuls von Kiichi Nagaya-Roshi: Versuch das Gesicht zu sehen, das du hattest, bevor deine Eltern geboren wurden.

* * *

»Anfang«: In der Taittirīya-Upanishad wird der Anfang mit Freude gleichgesetzt. Kann es uns gelingen, an diese Freude heranzukommen, sie zuzulassen? Es ist nicht die Freude unserer Spaß-Gesellschaft, es ist die Freude, die aus der Mitte des Bewusstseins hervorgeht, möglicherweise sogar in einer ganz und gar nicht erfreulichen Lebenssituation.

Aus der Freude werden die Lebewesen geboren,
in der Freude leben sie, wenn sie geboren sind,
in die Freude gehen sie ein, wenn sie aus dieser Welt scheiden.[58]

Ich nähere mich dieser Erfahrung an, indem ich frühere Augenblicke der Freude meditiere, sie einlade, sich im geschützten Raum der Meditation in mir von neuem auszubreiten, mich auf den Geschmack zu bringen, was denn bleibende Freude sein könnte. – Der Upanishadentext bringt die Formulierung mit der Erfahrung der Askese zusammen: Kann erst jemand, der auch den Verzicht geübt hat, zu dieser Erfahrung vorstoßen?

Wer sein Glück im Innern findet, sich im Inneren erfreut,
und wer sein Licht im Innern findet,
der ist ein »Yogin«, er ist der Urgrund geworden,
und er gelangt zum Erlöschen im Urgrund.[59]

* * *

Die *Bhagavad-Gita* ist »ein Männergespräch an der Front«.[60] Arjuna nimmt wahr, dass ein Bruderkrieg bevorsteht – der Krieg zwischen den Kauravas und den Pandavas, der Inhalt des Epos *Mahabharata*, in das die *Bhagavad-Gita* eingefügt ist – und ist entsprechend niedergeschlagen. Er gibt Krishna, dem Lenker seines Kriegswagens, Befehl, zwischen die Fronten zu fahren, immer noch in der Hoffnung, dass das Schlachten nicht beginnt. Angesichts des drohenden Krieges kommt es zu einem Gespräch zwischen Arjuna und Krishna, dann immer stärker zu einer Belehrung Arjunas durch Krishna, der niemand anderer ist als eine Verkörperung des Gottes Vishnu.

Arjuna kann sich »problemlos« (mein Wort!) dem Krieg hingeben, denn auf göttlicher Ebene spielt es keine Rolle, ob jemand lebt oder nicht lebt. Wichtig ist allein, dass sich Arjuna ein allfälliges Siegen – oder Verlieren – nicht selber zuschreibt; alles ist ein Spiel; diesem Spiel hat Arjuna zu vertrauen. Er hat sich diesem Spiel in Liebe hinzugeben *(bhakti)*...

Ich merke, dass sich in mir etwas sträubt, solche Sätze zu formulieren. Hängt es damit zusammen, dass Kriege inzwischen alles andere als göttliche Spiele geworden sind? Oder hängt es damit zusammen, dass ich selber keine Kriegs-erfahrungen durchmachen musste und deshalb auch nicht weiß, welche Erfahrungen auf jemandem lasten können, der im Krieg schuldig geworden ist, Erfahrungen, die nach Lösung, nach Entschuldung suchen?

Der Hintergrund des Krieges scheint mir persönlich ungeeignet zu sein, das zu vermitteln, was die *Bhagavad-Gita* vermitteln will.

> Wer mich in allen Dingen sieht,
> und alles in mir sieht,
> für den gehe ich nicht zugrunde,
> und er geht für mich nicht zugrunde.
> Ein Yogin, der in Einheit feststeht,
> der an mir teilhat, der ich allen Wesen innewohne –
> obwohl er durchaus weiterlebt,
> lebt er in mir.[61]

* * *

Yoga ist für mich immer stärker auch Lebensgestaltung. Es geht nicht um die eine oder andere Übung. Es geht um einen bewussten Umgang mit der Zeit, um Achtsamkeit.

Im Rahmen der Stressprophylaxe erarbeite ich mit den Menschen, die ich berate, Pläne für die Gestaltung des Morgens und des Abends, der ersten und letzten Stunden des Tages. Deshalb rücken der eigene Morgen und der eigene Abend immer wieder in mein Blickfeld.

Je nach beruflichen Verpflichtungen, meinen eigenen oder denen meiner Frau, beginnt der Morgen bei uns zu unterschiedlichen Zeiten. Aber wir beide haben das Bedürfnis, am Morgen Zeit zu haben, über die Zeit verfügen zu können und nicht schon von den Verpflichtungen bedrängt zu werden. Dusche, Meditation oder Lektüre, Frühstück haben gut Raum. Was bei mir in den letzten Monaten zugenommen hat, ist der Blick aus dem Fenster Richtung Jura: die Bäume in den benachbarten Gärten, die Flanke des »Jurasüdfußes«, die Wolken oder Nebelbänke, das Licht, das allmählich aufkommt oder schon lange auf mich wartet. – In den letzten Tagen faszinierte mich vor allem der Wald: Die unterschiedlichen Grün der einzelnen Frühlingsbäume gehen allmählich in das gewohnte Einheitsgrün des Waldes über.

* * *

Am Wochenende versuchte ich in einem Seminar zur Stressprophylaxe das Konzept der Muße zu vermitteln – es ist mir nicht gelungen. Der Großteil der Teilnehmer reagierte mit Ablehnung: Muße klang für sie nach etwas Bildungsbürgerlichem, Gehobenem, Überschätztem. Ich fand zur Verteidigung der Muße nicht die richtigen Worte.

Oft erlebe ich die Yoga-Praxis als eine Zeit der Muße: wenn der Wechsel von Spannung und Entspannung den richtigen Rhythmus findet, die Präsenz im Körper mir Raum schenkt, sich das Aufgehen im Augenblick als Fülle anfühlt, ich gern bei mir bin. – Nichts von Bildungsbürgertum: Ich kann über den Vollzug der Übungen hinaus nichts vorweisen, ich bin nach den Übungen weder intelligenter noch schöner. Im besten Fall bin ich selbstverständlicher. Eine Selbstverständlichkeit, die ich als kraftvoll erlebe.

* * *

Nach der kurzen Begegnung mit Ramana Maharshi beschäftigte Henri Le Saux immer wieder die Frage: Brauche ich, um in den mystischen Erfahrungen weiterzukommen, einen Guru? Da Ramana Maharshi schon 1950 starb, nahm Henri Le Saux ein paar Jahre später Kontakt mit Sri Gnānānanda auf und lebte für Wochen in dessen Ashram in Tirukoyilur, aber es kam nicht zu einem Guru-Schüler-Verhältnis im eigentlichen Sinn – obwohl er diese seine Lehrzeit und die Verehrung des Gurus in seinem Buch *Das Feuer der Weisheit* packend beschreibt.[62] Für Henri Le Saux spielte sicher auch seine Prägung als christlicher Mönch eine Rolle: Würde die Anerkennung eines Gurus nicht die Bedeutung von Jesus Christus herabsetzen? So notierte er sich in seinem Tagebuch, kurz nach mehreren Aufenthalten bei Sri Gnānānanda, während einer strengen Rückzugszeit in die Einsamkeit:

Warum aus Christus und meinem *Guru* einen Gegensatz bilden? Ist mein *Guru* nicht die Form, unter der sich Christus meinen Sinnen, meinen Augen, meinem Gehör, meiner Verehrung darbietet? Er macht, dass ich ihn berühren kann, er, am Grund meiner Seele, wo er ist, was er in Wahrheit ist.

Christus ist mir in meinem *Guru* wahrhaftiger nahe als in der Erinnerung an sein Erscheinen auf der Erde, die ich allenfalls teilen kann. Die Begegnung mit dem *Guru* ist wirklich eine Epiphanie...

Der Christus der Erinnerung und des Glaubens, der Christus, der in der Person meines *Gurus* sichtbar geworden ist, sie beide dienen der inneren Vergegenwärtigung, der Begegnung, dem Wiedererkennen.[63]

Kurz vor dem Abschluss seines Lebens wird Henri Le Saux selber zum Guru: für Marc Chaduc.

* * *

Im wörtlichen Sinne von »Lehrer« habe ich auf meinem spirituellen Weg mehrere Gurus erlebt, Männer und Frauen, die mich über kürzere oder längere Zeit begleitet und geprägt haben. Aber einen Guru im eigentlichen Sinn, einen Lehrer, einen Meister, einen Scheich?

Die dauerhaftesten spirituellen Beziehungen lebte ich mit dem Kartäuserpater Marie-Josèphe Ruckstuhl und mit dem Zen-Meister Tetsuo Nagaya Kiichi Roshi. Aber es gab auch die kurzen Beziehungen, einzelne Begegnungen und Übungszeiten, die ich nicht unterschätzen darf: Phra Kru Dhamma Sadith, P. Hugo M. Enomiya-Lassalle, Yamada Roshi, P. Leo Zodrow. – In der Yoga-Tradition prägte mich vermutlich Ramesh Shettivar am meisten.

Obwohl ein Guru im eigentlichen Sinn fehlt, reizt es mich, bei Gelegenheit einen Stammbaum zu zeichnen. Da werden sich sehr viele kleine und große Wurzeln zeigen, die Nahrung und Feuchtigkeit gespendet, die Verwurzelung möglich gemacht haben, angefangen von meiner Großmutter zu Hause, meinen Eltern, verschiedenen Mönchen, aber auch Männer und Frauen, die ich dank ihrer literarischen Werke kennengelernt habe.

Eine ebenso große Dankbarkeit wie meinen Lehrern gegenüber empfinde ich gegenüber jenen Männern und Frauen, die meine Seminare besucht haben und besuchen. Sie halten meine Yoga- und Meditationspraxis vermutlich intensiver wach als die Impulse der Lehrer. Sie schenken mir Vertrauen, und diesem Vertrauen will ich gerecht werden. Auch diese Männer und Frauen gehören zur Wurzel meines spirituellen Stammbaums. Ich betrachte sie nicht als die Früchte.

* * *

Als er sich erhob, schien ihm alles wie verwandelt. Er war nur aus Neugierde gekommen, aber die wenigen Worte, die dieser Alte[64] zu ihm gesprochen hatte, waren in sein Herz gedrungen. Sie hatten dort gleichsam Abgründe aufgetan, von denen er bis dahin nichts geahnt hatte. Sie waren wie eine Quelle lebendigen Wassers von unvergleichlicher Süßigkeit in ihm emporgestiegen. Und doch, alles, was er ihm gesagt hatte, wusste er bereits. Er hatte es gelesen, gehört, er hatte darüber lange meditiert. Auf der Ebene der Worte und Ideen hatte er nichts hinzugelernt. Doch soeben war das alles auf eine Weise gesagt worden, die eine unaussprechliche Verbindung zwischen dem Meister und ihm hergestellt hatte, eine Verbindung, die im Inneren dieser beiden Menschen ihren Ursprung hatte. Alles, was der Guru gesagt hatte, schien Vanya[65] aus den geheimsten Winkeln seines eigenen Herzens zu entspringen.[66]

So beschreibt Henri Le Saux eine Guru-Begegnung, jene Guru-Begegnung, nach der er sich zeitlebens gesehnt hat, obwohl sie ihm schon vertraut ist.

* * *

Ich wurde gefragt, welche Asanas meine Lieblingsstellungen sind. Hätte ich schnell geantwortet, wären es vermutlich die Heldenstellungen gewesen. Da ich mit der Antwort zögerte und mir etwas Zeit ließ, kamen dann die Stellungen des Hundes (mit dem Kopf nach unten und mit dem Kopf nach oben). Eigentlich hätte ich auch die Entspannungshaltung und die Meditationshaltung anführen müssen. Diese Haltungen gehören wirklich zu meiner alltäglichen Praxis.

JUNI

Gott ist auch in deinem Herzen, einem Ort,
an dem die Zeit nicht existiert.[67]

Robert Lax

Ich sitze am Saoseo-See (Val di Camp, Poschiavo) und lasse mich von der Stille einnehmen. Der See ist türkisfarben, ein mir unbekanntes Türkis. Von Zeit zu Zeit streicht ein leichter Wind über die Oberfläche des Sees und wirft Lichtstreifen auf, die das Türkis überglänzen. Mit der Windstille kehrt das Türkis zurück.

Vor ein paar Minuten zog eine Gruppe von fünf Wanderern vorbei, in ein gutes, freundschaftliches Gespräch vertieft – ich empfand es als Störung der Stille. Ich genoss das Abklingen ihrer Stimmen.

Einzelne Steine und Felsbrocken ragen aus dem Wasser, spiegeln sich im Wasser, gewinnen im Türkis des Wassers eine ungewohnte Farbe; sie umhüllen sich mit dem Wasser. Manchmal habe ich den Eindruck, dass das Wasser steht, manchmal, dass das Wasser von Strömungen durchzogen wird, ein Strömen unterhalb der Oberfläche.

Ein Ort für die Meditation?

Es müsste ein Meditieren mit offenen Augen und offenen Ohren sein. Es müsste ein Meditieren mit der Haut sein – Konsequenz: im See baden, in ihn eintauchen? –, die leichten Windgrüße streichen nicht nur über die Oberfläche des Sees, sondern auch über meine Arme, meinen Nacken, mein Gesicht.

Es müsste ein Meditieren mit der Nase sein: Der mit Föhrennadeln bedeckte Boden unter mir duftet.

Es müsste ein Meditieren mit dem »Raumsinn« sein, sodass nicht nur der See, sondern auch die Berge, die mich umgeben, die Alpweiden, die Bäume, die Vögel, die zwei Pferde und die vier Kälber, die in der Nähe weiden, alle in der Meditation Platz finden.

Es müsste ein Meditieren mit dem »Erinnerungssinn« sein, sodass ich wahrnehme, was jetzt dieser landschaftliche Raum mit mir macht, im Gegensatz zum Zimmer, in dem ich normalerweise meditiere.

Vielleicht müsste es auch ein Meditieren ohne Meditation sein: Es genügt, dass ich an diesem See sitze und mit ihm Zeit verbringe, dass er mir unvergesslich wird. Meditation als Verweilen.

* * *

Bei der Le Saux-Lektüre habe ich einen Text entdeckt, den ich gern in meinen Yoga-Unterricht einfließen lassen möchte, auch wenn ich möglicherweise mit ihm provoziere und auf Unverständnis stoße.

> Die Gnade Indiens ist wesentlich eine Gnade der Verinnerlichung. Und in dem Maße, wie man selbst bereits im Innern lebt, ist man imstande, Indien zu verstehen und seinerseits von Indien verstanden zu werden. Und umgekehrt, in dem Maße, wie man Indien durchdringt, entdeckt man sich selbst in seinem Innern und dringt noch tiefer in den Abgrund seiner selbst ein.[68]

Wie weit provoziert der Text auch mich?

Suche ich, wenn ich mich der Yogapraxis widme, diese Art der Gnade, oder geht es mir um etwas anderes: Gesundheit, Fitness, Kontrolle des Körpers und der Emotionalität, Selbstbeherrschung?

* * *

Ich habe den Guru-Abschnitt nochmals gelesen. Einer fehlt, obwohl ich ihm nie direkt begegnet bin und obwohl ich, bei einer direkten Begegnung, vermutlich meine Mühe mit ihm gehabt hätte – und er mit mir: Bruno der Kartäuser.

* * *

In den Yoga- und in den Meditationsseminaren bekomme ich das öfters zu hören – und ich kenne es als eigene Erfahrung: Der innere Weg kann einsam machen. In einem Aufsatz von Henri Le Saux findet sich eine brauchbare Erklärung für diese Erfahrung. Der Grund liegt nicht darin, dass wir durch die Yoga-Praxis möglicherweise zu einer befremdlichen Person werden, nicht darin, dass die andern uns ausschließen, der Grund liegt nach ihm darin, dass uns die Yoga-Praxis für eine Kraft sensibilisiert, die uns von innen her allmählich zu verändern beginnt.

> Wenn der Mensch sich wirklich auf den Weg der Gnosis einlässt [...], oder, was mehr oder weniger auf dasselbe hinausläuft, auf die höheren Elemente des Yoga (*dhāranā, dhyāna, samādhi,* verschiedene Grade der spirituellen Konzentration [...]), kann es nicht ausbleiben, dass er sich bald in einem Zustand unerträglicher Isolation wiederfindet. [...]
>
> [Der Grund dafür liegt] in dem Einfluss [...], der mehr und mehr sein gesamtes Seelenleben prägt, wie eine Glut oder ein Licht in ihm, das von einer in seinem tiefsten Grund verborgenen Quelle herkommt, der Einfluss [...] dieses ursprünglichen Zustands, der der seine ist, der Zustand des *sahaja*[69] jenseits seines eigenen Bewusstseins, oder besser, in der subtilsten Mitte seines geistigen Kerns.[70]

Diese Isolation betrifft nicht nur persönliche und gesellschaftliche Beziehungen, Vorlieben und Hobbys, sie kann uns auch aus der bisherigen, selbstverständlichen Religiosität herausführen.

> Wie von selbst entsteht eine immer vollständigere Abkehr von allem, was nicht das Absolute und das Absolute an sich ist. Und diese Abkehr kann auch die Elemente der Religion nicht unberührt lassen. Deren Relativität in Bezug auf Zeit, Ort, die Menschen etc. erscheint in einem derart hellen Licht, dass weder die Vernunft, die nach dem wahren Absoluten dürstet,

in ihnen eine Befriedigung findet, noch die Kraft der Begierde, die ebenso nach dem Absoluten dürstet, sich an ihnen mehr freuen kann.[71]

* * *

Der Weise, den Indien geformt hat, lebt in der Gegenwart; er beschäftigt sich nicht damit, irgendeine Zukunft zu verwirklichen oder in einer unvorhersehbaren Zukunft sich zu verwirklichen; es geht für ihn nur darum, die Gegenwart zu verwirklichen, sich selbst in der eigenen ewigen Gegenwart zu verwirklichen, sein eigenes Sein in der Ewigkeit des gegenwärtigen Augenblicks zu entdecken.[72]

* * *

Im Thomasevangelium habe ich ein Logion entdeckt, das Logion 80, mit dem ich, glaub ich, meinen Yoga-Weg gut zusammenfassen kann:

Jesus sprach:
Wer die Welt erkennt, entdeckt den Leib.
Doch wer den Leib entdeckt, dessen ist die Welt nicht würdig.[73]

In einer ersten Phase meiner spirituellen Suche, in der die Meditation und die Liturgie im Vordergrund standen, spielte der Körper keine Rolle, ich vernachlässigte ihn, vermutlich verachtete ich ihn auch, er durfte keine Rolle spielen. Als ich dann zu verschiedenen Heiltraditionen hingeführt wurde (Fußreflexzonentherapie, Shiatsu, Polarity und natürlich Hatha-Yoga), begann ich intensiver, bewusster, sinnlicher wahrzunehmen und zu leben. Mein eigener Körper wurde mir zu einer Wunderwelt; seine Zusammenhänge, seine internen Vernetzungen, seine Energiereserven, seine Schönheit wurden Grund zum Staunen; ich konnte das Staunenswerte am eigenen Körper, aber auch am Körper der anderen wahrnehmen. Schließlich wurde mir auch die seelische, ja mystische Seite des Körpers zugänglich.

Es ging mir nie darum, abzuheben und den Körper zu verlassen, eine sich lohnende Spiritualität erst jenseits des Körpers beginnen zu lassen. So wurde mir der Körper zum Austragungsort der spirituellen Entfaltung – dadurch aber auch zur Abgrenzung gegenüber der »Welt«, die eine Sammlung nicht im selben Maß zulässt, wie dies der Körper tut. Magdalena Rüetschi hat dies in ihrem Gedicht, in dem sie auf ein biblisches Bild für die schöpferische Tätigkeit Gottes zurückgreift[74] und es auf unsere lebenslange spirituelle Suche anwendet, auch für mich gültig, festgehalten:

Dein Körper

Dein Körper
ein Haus

auszublenden
die andere Welt
dein Leben
darin
zu formen
mit Lehm
die Figur
den verborgenen Gott.[75]

* * *

Worum es hier geht, ist ein Sinn für das »Jenseits« […], das jedem Gedanken unterliegt, jeder Stille, jedem *tapas* (Askese), jedem Genuss, jedem Gebet, jedem Ritus. Es geht um die Weigerung, seine Befriedigung, sein *pūrṇam* (Fülle) in welchem Zustand auch immer zu finden – nicht in einer rationalen Erklärung des Mysteriums, nicht in Gebetszeiten, nicht in Gefühlen etc. Es ist ein Sinn der Innerlichkeit und der Transzendenz zugleich, der befreit und über all das hinausführt. Ein Sinn der Innerlichkeit, der nicht die *guhā* hypostasiert, die Höhle des Herzensgrundes (da, wo sich die höchste Wirklichkeit enthüllt), denn die *guhā* zu denken ist nicht die *guhā*. Tatsächlich explodiert die *guhā* selbst, wenn man sie erreicht: es gibt weder ein Außen noch ein Innen des *Ātman,* den die Meditation im Innen sucht, noch des *Brahman,* das alles übersteigt.[76]

Henri Le Saux

Ein Wunsch, der sich bei mir immer wieder meldet, vor allem gegen Ende einer Yoga-Lektion: Ich möchte die Personen, die sich der Yoga-Praxis widmen, filmen oder fotografieren. Denn sie verändern sich, ihre Gesichter werden weicher, offener, präsenter. Sie werden schöner, liebenswerter.

* * *

Der folgende Text aus der *Bhagavad-Gita* klingt für mich wie die Beschreibung der ursprünglichen Yoga-Frömmigkeit – wie auch Buddha sie hätte praktizieren und beschreiben können –, eine allerdings auf Krishna bezogene, personal verstandene Frömmigkeit. Der Text ist auch voller Anklänge an *yama* und *niyama* von Patanjalis *Yoga-Sutra*.

Die Formulierung »Beständige Gleichgesinntheit bei erwünschten oder unerwünschten Vorkommnissen« erinnert mich zudem an die »Abgeschiedenheit«, jene mystische Grundhaltung, die mir kürzlich bei der Eckhart-Lektüre als sehr zentral begegnet ist.

> Hierzu sollst du wissen, dass rechte Abgeschiedenheit nichts anderes ist, als dass der Geist so unbeweglich stehe gegenüber allem anfallenden Liebe und Leid, Ehren, Schanden und Schmähung, wie ein bleierner Berg unbeweglich ist gegenüber einem schwachen Winde. Diese unbewegliche Abgeschiedenheit bringt den Menschen in die größte Gleichheit mit Gott. Denn dass Gott Gott ist, das hat er von seiner unbeweglichen Abgeschiedenheit, und von der Abgeschiedenheit hat er seine Lauterkeit und seine Einfaltigkeit und seine Unwandelbarkeit.[77]

Im Zusammenhang mit »Abgeschiedenheit« ist mir aufgegangen, wie sehr die Stille der Kontemplation, ihre Wortlosigkeit, mit dieser Grundhaltung, mit unserer Verwandtschaft mit Gott, zu tun hat. Meister Eckhart meint verhältnismäßig trocken:

> Was ist des abgeschiedenen Herzens Gebet? Darauf antworte ich wie folgt und sage: Abgeschiedene Lauterkeit kann nicht beten, denn wer betet, der begehrt etwas von Gott, das ihm zuteil werden solle, oder aber begehrt, dass ihm Gott etwas abnehme. Nun begehrt das abgeschiedene

Herz gar nichts, es hat auch gar nichts, dessen es gerne ledig wäre. Deshalb steht es ledig allen Gebets, und sein Gebet ist nichts anderes als einförmig zu sein mit Gott. Das macht sein ganzes Gebet aus.[78]

Der Text der *Bhagavad-Gita* lädt ein, die Übersetzung zu aktualisieren, d. h. den Text in ein heutiges Leben hineinzutragen, auch wenn er den gängigen Lebenskonzepten entgegensteht.

Gewaltlosigkeit, Nachsicht, Geradlinigkeit,
Verehrung des Lehrers, Reinlichkeit,
Beständigkeit, Selbstbeherrschung,
Leidenschaftslosigkeit gegen die Sinnendinge,
und vor allem kein Ichgefühl,
Betrachtung von Geburt, Tod, Altern, Krankheit
als Leid und als Makel.
Nichtanhangen, nicht festklammern
an Söhnen, Frauen, Haus und anderem
und beständige Gleichgesinntheit
bei erwünschten oder unerwünschten Vorkommnissen,
und unbeirrbare Teilhabe an mir
durch Einung mit nichts anderem,
Aufsuchen abgeschiedener Orte,
kein Gefallen an Menschenansammlungen,
Beständigkeit in der das Selbst betreffenden Erkenntnis,
die Einsicht, dass Erkenntnis der Wirklichkeiten das Ziel ist,
»Erkenntnis« wird all dies genannt,
»Unkenntnis«, was davon verschieden ist.[79]

Gewaltlosigkeit – Grundvertrauen, dass das Leben so, wie es läuft, von einer guten Kraft geprägt ist.
Nachsicht – wie bei uns selber, so können auch bei anderen Menschen egoistisch geprägte Motive den Ton angeben; ihre Aggressivität nicht durch Kritik und/oder Widerstand herausfordern.
Geradlinigkeit – die vielfältigen Aufgaben und Verpflichtungen einem großen Ziel als zweitrangig unterordnen.

Verehrung des Lehrers – Erfahrung, Weisheit, anvertraute Erfahrung und Weisheit als Lebenshorizont respektieren.

Reinlichkeit – der Routine, dem Schmutz, dem Zerfall ständig einen Neuanfang entgegensetzen.

Beständigkeit – Widersprüche und Widerstände in einem einladenden Horizont bergen.

Leidenschaftslosigkeit gegen die Sinnendinge – nachfragen, wie weit auch unsere Sinne in ihren Tendenzen von Werbung und Wirtschaft unterwandert worden sind; zu den Sinnen als ganz ursprüngliche Orientierungskräfte zurückfinden.

Kein Ichgefühl – Empathie als Bereicherung.

Betrachtung von Geburt, Tod, Altern, Krankheit als Leid und als Makel – keine falsche Verherrlichung des Lebens.

Nichtanhangen, nicht festklammern an Söhnen, Frauen, Haus und anderem – Dienst statt Besitz.

Unbeirrbare Teilhabe an mir durch Einung mit nichts anderem – an nichts und niemanden die Verantwortung für das eigene Leben delegieren.

Aufsuchen abgeschiedener Orte – uns selber aushalten an Orten, an denen nichts uns ablenkt, nichts uns aktiv werden lässt, nichts uns Sinn gibt.

Kein Gefallen an Menschenansammlungen – die eigene Bedeutungslosigkeit zulassen, auf die Vergrößerung durch die Menge verzichten.

Beständigkeit in der das Selbst betreffenden Erkenntnis – Gotteserkenntnis über die kulturellen und/oder religiösen Vorgaben hinaus.

Die Einsicht, dass Erkenntnis der Wirklichkeiten das Ziel ist – das Grundvertrauen, dass uns die wesentlichen Wirklichkeiten, die unserem Leben Sinn geben, zugänglich sind. Dass wir auf Sinn angelegt sind, ist kein Selbstbetrug, sondern Lebenserfüllung.

* * *

Die Welt der Phänomene trägt in sich eine Lichthaftigkeit, etwas, das sie übersteigt und das ihr dennoch derart innerlich ist, dass es ihr unmöglich ist, sich davon zu trennen, ebenso wenig, wie es mir möglich ist, mich von dieser Lichthaftigkeit zu trennen, die ich in mir bin, jenseits von mir.[80]

HENRI LE SAUX

ahimsa, Gewaltlosigkeit, verstehe ich heute so, wie Robert Lax seine spirituelle Grundhaltung beschrieben hat: Vertrauen, dass das Leben, so wie es auf einen zukommt, richtig ist, dass in der einzelnen Situation (»Augenblick«) auch die Kraft mitfließt, die uns ermächtigt, auf die Situation zu antworten. Es geht nicht darum, gegen das Leben zu kämpfen, sondern es zu entdecken und zu entfalten, sich im Leben zu entfalten.

> Es kann helfen, wenn man sich drei Dinge merkt: Da ist Gott, da bist du, und da ist der Augenblick. Jeder Augenblick ist dabei wie ein Geschenk. Und weil er das ist, kannst du dich entspannen, und geh dann in den Augenblick, und höre so gut wie möglich auf ihn. Ich meine: wirklich, wirklich hören! Sei mit allem, was du hast, im Augenblick gegenwärtig. Das braucht Übung. Wenn du dann eine Weile gehört hast, beginnst du zu antworten. Ich glaube, dass du deine Gaben ausarbeitest im Hinblick auf das, was du gehört hast. Du wirst dem Augenblick gegenüber sehr dankbar. Du gibst zurück, weil du zu sehen beginnst, wie alles geliehen ist – eine Gabe von Gott.[81]

Vermutlich hat Jesus etwas Ähnliches gemeint, wenn er, gleichnishaft, ermutigt hat, das Unkraut wachsen zu lassen, es nicht vorschnell ausreißen zu wollen, die Energie nicht durch die Fixierung auf mögliche Hindernisse zu blockieren, sondern darauf zu vertrauen, dass es gut kommt.

* * *

In diesen Wochen lese ich *Nekropolis* von Boris Pahor. Der Grund dafür ist Triest: Boris Pahor gehört zu den hervorragenden Autoren dieser Stadt, und ich habe mir vor einem Jahr auf der Piazza S. Antonio mit dem Blick auf den Canale und das Meer vorgenommen, immer wieder einen Triestiner Autor zu lesen. Das Buch hat aber nichts mit der Stadt selber zu tun, oder höchstens insofern, als Boris Pahor, der in *Nekropolis* seine KZ-Erfahrungen in Harzungen (Elsass) und Dachau beschreibt, als Slowene bereits in Triest die Verfolgung und Unterdrückung durch die italienischen Faschisten erlebt hat.

Das Buch bedrückt und erstaunt mich, beides. Die Bedrückung geht natürlich auf den Inhalt des Buches zurück, das Elend der KZ-Häftlinge, das in allen

Einzelheiten beschrieben wird, ihre systematische Zerstörung. Das Erstaunliche des Buches liegt für mich zum einen in den Beziehungen, in den Zuwendungen zwischen den Inhaftierten, zum andern in der Art und Weise, wie Boris Pahor die Erfahrungen beschreibt. Das Buch ist so aufgebaut, dass er das KZ Harzungen besucht und sich während des Rundgangs durch das Gelände seinen Erinnerungen überlässt. Er erzählt, ohne sich und uns, den Lesern, etwas zu ersparen; er ringt um die richtigen Worte, Bilder, Stimmungen, die das Schreckliche vermitteln können, ohne zur bloßen Literatur zu werden – analog zu den touristischen Führungen, die auf dem KZ-Gelände stattfinden; seine Präzision hat etwas Gnadenloses, ist aber nicht aggressiv.

Während der Yoga-Praxis – ich muss noch unter dem Eindruck der Lektüre gestanden haben – kamen gestern die Fragen hoch: Darf ich mir die Zeit für dieses Training nehmen, solange irgendwo auf der Erde Menschen so geschunden werden wie damals in den deutschen Konzentrationslagern? Ist die Yoga-Praxis berechtigt, wenn sie uns Menschen zu besseren Menschen macht? Erhöht die Yoga-Praxis die Sensibilität für andere Menschen? Ist das Yoga-Ideal, über die eigenen Grenzen zu gehen und bestimmte Empfindungen, Schmerzempfindungen beispielsweise, zu negieren, eine Form der Abhärtung, die uns auch anderen Menschen gegenüber hart werden lässt?

Ich bekam die Fragen nicht weg. Sie störten mir mein Yoga. Es war mir nicht möglich, mich in den Erholungsbereich des Yoga zurückzuziehen, wie ich das sonst konnte.

Führt mich Boris Pahor vor jene Fragen, die sich mir bei der *Bhagavad-Gita* nicht stellen wollen? Yoga angesichts des Unrechts, des Unrechts in der näheren und weiterer Umgebung?

> Die leise Sehnsucht nach ruhiger, grenzenloser Sammlung, die dem Menschen ermöglicht, das richtige Verhältnis zur Erde und zum Meer zu finden, zu den Straßen in der Stadt und zu ihren Häusern wie auch zu den Gesichtern und Personen, die ihm vom Leben nahe gebracht werden.[82]

* * *

Seitdem ich mir, zur Yoga-Praxis hinzu, regelmäßig Zeit für Notizen nehme, verknüpft sich die Yoga-Praxis stärker mit dem Alltag und mit meinen Gedankengängen. Auch Gedankengänge außerhalb des Schreibprozesses werden auf den Yoga ausgerichtet. Der Yoga wird vielfältiger als früher. – Ich habe vor, das Schreiben auch in den Seminaren zu empfehlen.

Wenn ich in den früheren Monaten blättere, begegne ich einer Dokumentation meines Weges. Interessant, was sich vom Notierten entfaltet hat, was augenblicksbezogen geblieben ist.

* * *

Gespräch mit einer befreundeten Yogalehrerin. Sie betonte die Möglichkeit, über die Yoga-Praxis die Gesundheit zu stabilisieren, gerade auch bei älteren Menschen, und dass dieses Bemühen von den Krankenkassen stärker anerkannt werden sollte. Ich pflichtete ihr bei, betonte aber auch die Chance des Yoga, die spirituelle Dimension zu wecken. Ich bin für ein gesundes, gesundheitlich ausgeglichenes Alter, aber zu dieser Ausgeglichenheit gehört auch die Pflege der Spiritualität.

* * *

Im Rahmen der Ausbildung *Meditieren & Heilen* geben Sabina Poulsen und ich den Teilnehmern mehrere Schutzregeln mit auf den Weg, aus dem Wissen heraus: Wer sich auf die Heilungsenergie einlässt, lässt sich auf eine sehr starke Energie ein. »Schutz« ist vielleicht nicht das richtige Wort, es geht um ein professionelles, auch um ein respektvolles, ehrfürchtiges Handhaben der Energie. Wer bestimmte Schutzregeln missachtet, erfährt Rückschläge und Verletzungen; er ist auf die Energie nicht vorbereitet, und das kann sich für ihn negativ auswirken.

Yama und *niyama* betrachte ich im selben Sinn als Schutzregeln. Denn auch die Yoga-Praxis setzt eine starke Energie frei. Sie kann, falls sich jemand nicht schützt, eine narzisstische Tendenz, Überheblichkeit, Hochmut fördern. Sie kann dazu verführen, sich über andere zu setzen, über andere zu verfügen.

Ahimsa, Gewaltlosigkeit. Im Alltag begegnen mir ganz unterschiedliche Formen der Gewalt.

Die Gewalt der Rücksichtslosigkeit beispielsweise. Die Vorstellung, auf etwas ein Recht zu haben und dieses Recht durchzusetzen. Rücksichtslosigkeit ist eine Form der eingeschränkten Wahrnehmung. Was nicht zum Ziel passt, wird ausgeblendet, weggeschoben.

Das Konsumverhalten vieler Menschen hat für mich etwas Gewaltsames. Zu erleben im täglichen Einkauf. Für mich erreicht diese Gewalt an den Wochenenden ein Maß, das ich kaum mehr ertragen kann. Von den Gruppen und Horden jüngerer Menschen geht eine Vergnügungsgier aus – wir gehen aus, und wir haben ein Recht auf das, was wir uns im Ausgang leisten wollen –, die mich erschreckt. Das Destruktive, das vermutlich viele während der Arbeitstage erfahren, wird in der Art und Weise ihres Freizeitkonsums weitergegeben. Ein – tödliches – Recht auf Vergnügen. Ein Vergnügen um jeden Preis.

Wir alle leben das Gewalttätige des Konsumverhaltens gegenüber den Ressourcen, die uns Menschen zur Verfügung stehen. Niemand mag den Konsum, den Luxus reduzieren; niemand mag wirklich teilen; im Blick auf die asiatischen und lateinamerikanischen Völker, die unseren luxuriösen Lebensmodellen nacheifern, wird uns das Ende der Vorräte deutlich vor Augen geführt. Gewaltlosigkeit als Grundvoraussetzung für ein Umdenken im Umgang mit der Natur.

Satya, Wahrhaftigkeit. Gelten lassen, was ist. Auch wenn ich daraus keinen Nutzen ziehen kann. Die Ahnung, dass Selbsttäuschung Leben verhindert, auch dort, wo diese Selbsttäuschung kollektiv praktiziert wird, etwa in den Medien, sei es in der eingefärbten Berichterstattung, sei es in der konstanten Unterhaltung, die die Menschen von der wirklichen Beschäftigung mit sich selbst ablenkt.

Das Wort *Satya* leitet sich her von *sat,* dem sanskr. Partizip Präsens von *as* (»sein«, »existieren«). *Sat* lässt sich somit übersetzen mit: »seiend«, »existierend«, »bestehend«, »wahr«, »wirklich«, »wesentlich« [...]. Wahrheit hat demnach etwas mit dem Sein zu tun. Wahrhaftigkeit üben bedeutet, mit dem, was ist, im Denken, Reden und Tun übereinzustimmen, d. h. die Wirklichkeit so, wie sie ist, ernst zu nehmen, nüchtern und ohne Beschönigungen.[83]

JULI

Ich ähnelte der Nadel eines Kompasses, den der Orientierungsläufer mit
pochendem Herzen durch den Wald trägt.[84]

Tomas Tranströmer

Immer wieder frage ich mich, ob Yoga eine Form des mystischen Erlebens
fördert oder sogar darstellt. Bei Georg Feuerstein finde ich eine Formulierung, die meine Frage vorerst positiv beantwortet:

> Die yogische Technik erfüllt sich selbst in ihrer eigenen Überschreitung.
> Denn die Seelenbefreiung ist nicht eine Technik – sie ist eine Art
> und Weise, in der Welt zu leben, ohne von ihr zu sein. Nachdem sie
> zur obersten Sprosse auf der Leiter des Yoga geklettert sind, stoßen
> vollendete Yogins die Leiter weg und überlassen sich dem unendlichen
> Spiel der Wirklichkeit.[85]

Ist die Erfahrung des »unendlichen Spiels der Wirklichkeit« aber schon die
Mystik, nach der ich selber suche? – Nun gerate ich in jenen Frageknäuel, der
sich nur schwer entwirren lässt.

Denn als jemand, der von der christlichen Spiritualität geprägt worden ist,
bringe ich der Mystik eine bestimmte Erwartungshaltung entgegen. Meine
Erwartung ist mit dem »unendlichen Spiel der Wirklichkeit« nicht zufrieden. Sie kennt die biblischen Geschichten, die von den Begegnungen mit Gott
erzählen, und die Erlebnisberichte von spirituellen Lehrern und Lehrerinnen,
die innere Begegnungen mit Gott wiedergeben. – Zugleich weiß ich, dass das
mystische Erleben von uns Menschen zwar angestrebt, aber nicht initiiert
werden kann. Es geht von einer göttlichen Initiative aus. Und lässt sich Gott
vorschreiben, ob er als Begegnung oder als Spiel in meine Lebensgeschichte
einbricht?

Diese Verquickung von Absichtslosigkeit und Erwartung, diese kaum wahrnehmbaren Übergänge!

* * *

Heute und in den nächsten Tagen nehme ich mir im Rahmen der Praxis viel Zeit für die Yogaposition der Schlange *(Bhujangasana)*. Ich mag diese Stellung, weil ich deutlich wahrnehmen kann, dass sie der Beugung der oberen Brustwirbel nach vorne, der ich im Alltag immer wieder nachgebe, entgegenwirkt. Ich habe auch den Eindruck, dass sich in dieser Position das Herz-Chakra, in Verbindung mit dem Kehlkopf-Chakra und dem Oberbauch-Chakra, stark öffnet – vor allem, wenn ich längere Zeit in der Stellung verweile.

Es ist eine kraftvolle Stellung. Es ist für mich erlebbar, wie die Wirbelsäule gestärkt wird. Ich werde beim Vollzug darauf achten, dass ich die Stellung überlangsam einnehme, vielleicht im Atemrhythmus, oder noch langsamer. In der Bauchlage, die Hände auf Schulterhöhe aufgestützt, das Gesicht am Boden, den Bauch, das Becken und die Beine an den Boden geschmiegt, werde ich zuerst ganz langsam den Kopf anheben, so dass das Gesicht nach vorne gedreht wird, dann werde ich die Brustwirbel nach hinten/oben beugen – die Beugung sollte sich ja nicht so sehr im Bereich der Nackenwirbel, was mir leichtfällt, als vielmehr im Bereich der Brustwirbel entfalten.

Als kraftvoll erlebe ich die Stellung vor allem dann, wenn ich das Gewicht des aufgerichteten Rumpfs stark vom Rücken her stützen kann und die Arme nur einen kleinen Teil des Gewichts auffangen müssen.

Vermutlich hängt es mit der Aktivierung des Herz-Chakras zusammen, dass ich diese Stellung schon immer mit Hingabe vollziehen konnte, oder wohl besser gesagt: dass mir im Vollzug der Stellung bewusst geworden ist, dass jetzt viel Herz lebendig wird.

Ich erinnere mich, dass mich das Erleben dieser Schlangen-Stellung auch angeregt hat, dem Symbol der Schlange nachzugehen, und ich entdecken konnte, dass es nicht nur die verteufelte Schlange der christlichen Tradition, sondern auch die Schlange als Symbol großer, gewaltiger Naturkräfte *(Naga)* gab. –

Buddha thront auf ihnen, sie bilden die Rückendeckung seiner Erleuchtung, da sie ihm jetzt gefahrlos zur Verfügung stehen. – Die Schlangenkraft *(Kundalini)* durchfließt auch mich.

* * *

Muchalinda, eine ungeheure Schlange, hauste in einer Höhlung inmitten der Wurzeln. Sobald der Buddha in den Zustand der Seligkeit entrückt war, bemerkte er, dass außerhalb jeder Jahreszeit eine große Sturmwolke am Horizont erschien, woraufhin er gelassen aus seinem dunklen Loch glitt und mit den Windungen seines Körpers siebenmal den begnadeten Leib des Siegreich-Vollendeten umhüllte; mit seiner aufgeblasenen riesigen Schlangenhaube schützte er wie ein Schirm das heilige Haupt. Sieben Tage regnete es fort, der Wind blies kalt, und der Buddha blieb in Meditation versunken. Aber am siebten Tag verschwand der unerwartet gekommene Sturm; Muchalinda entfaltete die Spiralen seines Leibes, verwandelte sich selbst in einen freundlichen Jüngling und, die gefalteten Hände an seine Stirn bringend, verneigte er sich in Ehrfurcht vor dem Erlöser der Welt.

In dieser Legende und in den Bildwerken des Muchalinda-Buddhas wird eine vollständige Versöhnung entgegengesetzter Prinzipien dargestellt. Die Schlange, das Sinnbild der Lebenskraft, die hinter Geburt und Wiedergeburt wirkt, und der Erlöser, der Vernichter dieses blinden Lebenswillens, der die Fesseln der Geburt aufhebt, der Wegweiser zum Unvergänglich-Transzendenten, sie öffnen hier in harmonischer Gemeinschaft eine Schau, die jenseits aller Entzweiung des Denkens liegt.[86]

HEINRICH ZIMMER

* * *

Heute auf Wanderung. Ich genieße es, unterwegs zu sein, zu gehen, wahrzunehmen, wie ich mich im Gehen verändere. Ist es das Schreiten, das die Veränderung auslöst? Ist es die Landschaft? Sind es konkret die Bäume und Pflanzen,

die Weite, der Wind? Ich habe den Eindruck, dass ich größer werde, umfang-
reicher, ausgedehnter.

* * *

Ein Gottesbild, das mich an Gleichnisbilder erinnert, vor allem wenn Jesus
Gott von Naturerfahrungen her schildert. Ein Bild für Gott, wie ich ihn gelegentlich in der Meditation erfahren darf:

> Jenseits ist Fülle, diesseits ist Fülle,
> aus Fülle kommt Fülle hervor.
> Nimmt man die Fülle aus der Fülle,
> so bleibt nichts als Fülle![87]

ĪŚA-UPANISHAD 1

Heilen geschieht aus der Erfahrung der Fülle. So gab ich in einem Heilseminar
den Impuls, die Teilnehmer und Teilnehmerinnen sollten ihre Erfahrungen
der Fülle zusammenstellen: Schwangerschaft – Stillen – ein italienischer Markt
– ein gedeckter Tisch – der Orgasmus – ein Blumengarten im Spätherbst – eine
Basarstraße – eine südliche Landschaft – ein Orgelkonzert…

Ich steuerte das Bild der »Apfelernte« von Cuno Amiet bei: ein runder Apfel-
baum, der fast das ganze Bild ausfüllt, umgeben von anderen, kleineren Apfel-
bäumen, alle Bäume voller rot leuchtender Äpfel, kleine Menschen, die teils auf
der Wiese unter den Bäumen, teils auf Leitern in den Bäumen den Apfelsegen
zusammentragen.

Jesus hat den Lebensstil, der der Erfahrung dieser Fülle entspricht, auf die
Kurzformel gebracht: Wer hat und gibt, dem wird gegeben…

* * *

Offenbar und doch verborgen
regt Es sich in der Höhle des Herzens,
genannt »der höchste Ort«.
In Ihm hat alles seinen Bestand,
was sich bewegt und atmet und die Augen öffnet.
Erkenne Ihn als Sein und Nichtsein,
als den Gegenstand der Sehnsucht:
Er, das höchste aller Wesen,
jenseits allem Erkennen.
Das Leuchtende, feiner als das Feinste,
in dem alle Welten enthalten sind und all ihre Bewohner:
Dieses ist das unvergängliche Brahman,
es ist (auch) Atem, Wort und Geist.
Es ist Wahrheit und Unsterblichkeit.
Dies ist das Ziel, das zu durchdringen ist,
durchdringe es, mein Lieber![88]

MUNDAKA-UPANISHAD II,1-2

Im kommenden Seminar möchte ich diesen Text einsetzen, wobei mir bewusst ist, dass ich nie alle seine Aspekte vermitteln kann. Ich denke, dass ich vor allem auf den Aspekt der Höhle hinweisen werde.

In einem Berg, so das symbolische, zeichenhafte Erleben der Welt, dehnt sich die Erde möglichst weit dem Himmel entgegen, und mitten im Berg, in der Höhle, befindet sich bereits das Himmelselement, und zwar in einem doppelten Sinn: als Luft und als Leerraum. In der Höhle verbinden sich erlebbar die Schwere des Berges und die Leichtigkeit des Himmels, Gegensätze, die vorerst unvereinbar erscheinen. Also ist die Höhle der Ort, der am besten dafür geeignet ist, den Menschen seine Gegensätze und ihre Vereinbarkeit erfahren zu lassen.

Die Höhle im Innern eines Berges ist aber nach wie vor etwas Äußeres, etwas Zweitrangiges: Zentral ist die Höhle im spirituellen Herzraum. Dort ist das Absolute gegenwärtig, dort fallen alle Gegensätze, die einem Menschen zu schaffen machen können, die ihn vielleicht sogar zu zerreißen drohen, in eins zusammen.

Ich bin mir noch nicht sicher, ob ich im Seminar von jenen drei »Höhlenbe-wohnern« erzählen soll, die mir am liebsten sind: Ramana Maharshi, Henri Le Saux und aus unserer jüdisch-christlichen Tradition der Prophet Elija.

Ramana, der sich nach seiner Gotteserfahrung für kürzere und längere Pha-sen in die Höhlen des Arunachala zurückzog – Henri Le Saux, der sich in der ersten Hälfte der fünfziger Jahre mehrfach in den Höhlen des Arunachala aufhielt.

> So also begann ich meine erste Zeit großen Schweigens. Arunâchala hatte das Spiel wunderbar geführt. Er wollte, dass meine Aufmerksamkeit nicht abgelenkt würde, von wem auch immer. Der Abend senkte sich über den ersten Tag, da Arunâchala mich in sein Felseninneres aufgenommen hatte. Die Grotte öffnete sich genau nach Osten, zur aufgehenden Sonne hin. Drunten breitete sich die Stadt aus, um den Tempel von Annâmalaiyâr.[89]

Der Text aus der Mundaka-Upanishad ist geprägt durch gegensätzliche, wider-sprüchliche Formulierungen – die einzige Möglichkeit, in einer von der Logik bestimmten Sprache Erfahrungen des Göttlichen auszudrücken.

Von Gott gilt deshalb:
offenbar – und doch verborgen
die Höhle des Herzens (also körperlich lokalisierbar) –
der höchste (also transzendente, alles Lokalisierbare übersteigende) Ort
Gott erkennen – jenseits allem Erkennen
feiner als das Feinste – weltumfassend

Wie kann ich diesen Spannungsbogen vermitteln? Werde ich dabei nicht selber zu etwas Widersprüchlichem?

Als durchgängigen Meditationsimpuls werde ich vermutlich die beiden Verse einsetzen:

> Dieses ist das unvergängliche Brahman,
> es ist (auch) Atem, Wort und Geist.

Die Leute, die zum Seminar kommen, sind gewohnt, auf den Atem zu achten. Der Atem ist – in seiner Konkretheit, in seiner Verflechtung mit meiner Biographie und meiner alltäglichen Verfassung – auch göttliche Wirklichkeit. Auch die Worte, nicht nur die besonderen Worte, die vielleicht während einer Meditation lebendig werden, jedes meiner Worte, die Fähigkeit, über Worte zu kommunizieren, stammen von einem göttlichen Grund. Ebenso der Geist, die Bewusstheit, die bewusste Wahrnehmung. Jeder Mensch – und in jedem Augenblick – ist dreifach Ausdruck, Verkörperung des Göttlichen: im Atmen, Sprechen, Erkennen (im Sinne der Bewusstwerdung). Im Einverständnis mit dieser Verkörperung gewinnen wir Menschen Wahrheit und Unsterblichkeit.

* * *

Ich merke es fast immer, welche Absicht oder Tendenz mich beim Vollzug der *Asanas* beseelt. Wenn ich eine Bewegung oder Position vor allem unter dem Aspekt der Disziplin vollziehe – Disziplin im Sinne von Präzision, aber auch im Sinne von Dauer, im Sinne von Aufmerksamkeit, d. h., ich hole mich aus allen anderen möglichen Stimmungen, die mich jetzt im Augenblick ausmachen, heraus –, erfahre ich eine sehr intensive Strukturierung. Der Körper wird mir in seinem Funktionieren sehr bewusst.

Ich habe auch gelernt, vor allem auf die Energiezentren, die *Chakras,* zu achten. Stehen sie im Fokus meiner Aufmerksamkeit, erfahre ich mich beim Vollzug einer Übung als sehr lebendig, angeregt, kraftvoll.

Ich kenne auch den Vollzug in Hingabe, als ob ich die Übungen für jemanden vollziehen würde, für oder vor jemandem, aus Liebe zu jemandem; der Sonnengruß beispielsweise oder die tibetischen Niederwerfungen können sich dann wie ein Gebet anfühlen, ein Körpergebet; diese Erfahrung kann sich aber, ungewollt, nicht angestrebt, auch bei einzelnen Positionen einstellen: Bestimmte körperliche Muster fallen dann mit bestimmten emotionalen Mustern in eins.

Es ist Michaëlle Domain, die den Yoga in christlichen Kreisen Frankreichs vor allem unter diesem Hingabeaspekt bekannt gemacht hat, wobei für sie »Hingabe« sogar den Charakter eines Gottesdienstes erlangen kann.

Ich bin durch eigene Erfahrung davon überzeugt, dass die Positionen des Hatha-Yoga dem Menschen eingeprägt sind und dass er sie im Zustand inneren Suchens instinktiv wiederfindet.

Ich habe diese Erfahrung mit zehn Jahren gemacht, als ich noch keine Ahnung von Hatha-Yoga und von Gott hatte. Das steht für die Echtheit meiner Erfahrung und dürfte bestätigen, dass Yoga allgemein und menschlich ist und nicht dieser oder jener Religion allein angehört. Yoga ermöglicht dem Menschen, das Erzittern seiner Seele durch seinen Körper auszudrücken, wenn er die Begrenzung des Wortes, das aus dem Verstand kommt, überschreiten will.[90]

Der entscheidende Schritt im Vollzug der Übungen ist für mich der Schritt vom »Machen« zum »Verweilen«: Ich will eine Übung nicht hinter mich bringen, sie erledigen; ich will die Übung leben, in ihr verweilen; wie eine neue Landschaft, die ich durchwandere, verändert mich die Übung; unter ihrem Einfluss werde ich ein anderer.

* * *

Ein wundervoller Text, in dem Henri Le Saux sein Lebensprogramm, viele Jahre, bevor es sich erfüllt hat, zusammenfasst:

Versuch eines symbolischen christlichen Sannyāsī, in das Geheimnis eines symbolischen Arunāchala einzudringen, in das Mysterium, das Gott in der Vorherbestimmung Indiens verborgen hat.[91]

* * *

Wovon könnte das Innen tatsächlich das Innen sein?[92]

Wer vom Innen spricht, denkt noch in Gegensätzen, in Polaritäten. Henri Le Saux ist es aber in Indien aufgegangen, dass sich Gott einem solchen Denken entzieht. Das Absolute ist jenseits unserer theologischen oder spirituellen Konzepte – auch jenseits aller alltäglichen Konzepte –, die noch auf einem polarisierenden, damit auch wertenden Denken basieren. Deshalb muss ein solches

Denken im Hinblick auf die Gotteserfahrung hinterfragt werden, auch lieb gewordene und schön gepflegte Bilder und Begriffe müssen hinterfragt werden. Die Sprache zerbricht an der Gotteserfahrung und muss sich neu erfinden – ein Zeichen der authentischen mystischen Erfahrung.

> Gott ist ein verborgener Gott. Alle menschlichen Kommunikationsmöglichkeiten erreichen ihn nicht. Deren Signale – sprachliche und unsprachliche – bleiben immer nur Frage nach dem Ort Gottes, nach dem Ort seiner Verborgenheit.[93]

* * *

> Indien hat von Gott die wunderbare Gabe erhalten, mit einer unvergleichlichen Intensität das Mysterium des Seins, des Absoluten, Gottes, im Grund der Dinge, im Grund der lebenden Kreaturen, im Grund des Herzens der Menschen, zu spüren.[94]

HENRI LE SAUX

* * *

Es muss im Sommer 1973 oder 1974 gewesen sein – ich kann das Jahr nicht mit Sicherheit festlegen – dass ich am Treffen der europäischen Yogalehrer im Club Méditerranée in Zinal teilnahm und ein Gespräch mit dem Zen-Meister Taisen Deshimaru erlebte.

Ich habe in Erinnerung, dass Taisen Deshimaru Roshi im Anschluss an die Yogawoche ein Sesshin leitete und deshalb von den Verantwortlichen der Yogawoche zu einem Vortrag eingeladen worden war, zum Thema »Zen und Yoga«, nehme ich mal an. Ich hatte ihn kurz vor dem Vortrag in der Hotelbar gesehen, gemeinsam mit zwei, drei anderen Zen-Mönchen. Ob und was er getrunken hatte, wusste ich nicht. Auf jeden Fall gab er sich, als er die Bühne betrat, betrunken. Er stand unsicher, musste nach Worten suchen und wirkte fehl am Platz. Er begann damit, dass er über jene Yogis herzog, die meinen würden, durch Körper- und Atemübungen, Diät und Askese etwas Entscheidendes im Leben erreichen zu können. Er hob die Zen-Praxis der Meditation hervor, ihren Verzicht auf jegliche spirituelle Aktivität; im Gegensatz zu den aktiven Yoga-Praktiken würde dieser Verzicht die entscheidende Erfahrung vermitteln … Es war für mich einsichtig, dass sich immer mehr Teilnehmer ärgerten und brüskiert den Saal verließen. Vermutlich war schon fast die Hälfte der Teilnehmer weggegangen, als Taisen Deshimaru umstellte. Nichts mehr von »Betrunkenheit«, in sehr klaren Ausführungen legte er die Zusammenhänge der Yoga- und der Zen-Praktiken dar, ermutigte, auf dem Weg zu bleiben, weil ein Übungsweg bis zum Schluss ein Übungsweg bleiben würde.

Ich steckte damals in meinen Yoga-Anfängen und zählte zu denjenigen, die sich durch Deshimarus Benehmen beleidigt fühlten. Vermutlich war ich sitzen geblieben, weil mir der Mut fehlte, den Raum zu verlassen. – In den folgenden Jahren bekam ich es dann öfters mit der brüskierenden Art und Weise der Zen-Meister zu tun.

* * *

Ich bin mir noch nicht sicher, was daraus werden soll! Ich mag es, einen Seminartag, auch wenn er durch Schweigen und durch viel Meditation geprägt ist, mit einem Lied oder mit einem Gedicht abzuschließen. Auf der Suche nach geeigneten Gedichten habe ich ein Taschenbuch zur Hand genommen, in dem ich seit Jahren nicht mehr gelesen habe: *Am Abend zu lesen*, eine Auswahl aus jenen Gedichten, die Friedrich Rückert unter dem Titel *Weisheit des Brahmanen* veröffentlicht hat. Ich habe keine Erinnerung an frühere Lektüren dieser Gedichte; jetzt sprechen sie mich an und beschäftigen mich. Wollen sie einen Platz im nächsten Seminar?

> So wahr in dir er ist, der diese Welt enthält,
> So wahr auch ist er in, nicht außerhalb der Welt.
>
> Doch in ihm ist die Welt, so wahr in ihm du bist,
> Der nicht in dir noch Welt, nur in sich selber ist.
>
> Solang' du denken nicht die Widersprüche kannst,
> O denke nicht, dass du durch Denken Gott gewannst.[95]

Friedrich Rückert thematisiert die Notwendigkeit, aber auch das Bedrohliche, Verwirrende der Widersprüche in unserem Denken, wenn wir Gott oder unser Leben als ein mit Gott verknüpftes Leben mit logischen Überlegungen verstehen wollen.

Die Meditationspraxis – die feste, stabile Sitzhaltung meines Körpers, die Bindung meiner inneren Aufmerksamkeit an den regelmäßig fließenden Atem, der »Sicherheitsabstand« zu den Gedanken und Gefühlen, der sich dadurch einstellt, sodass sie mich zwar noch durchpulsen, aber nicht mehr bestimmen – schenkt mir eine Ruhe und Sicherheit, die es mir erleichtern, Widersprüche auszuhalten, als ob die Ruhe und Sicherheit des Meditierens die Nerven behalten, auch wenn das Denken ins Rotieren kommt…

Ich muss Friedrich Rückert nachgehen und mich in seine Gedichte vertiefen. Dem Vorwort entnehme ich, dass er ein begabter Sprachliebhaber und einer der ersten Religionswissenschaftler war. Er übersetzte auf sehr empathische Weise zentrale Werke der arabischen und hinduistischen Kultur. Vermutlich lebte er unter demselben Impuls wie andere »Romantiker«: Er wollte das Wirken des göttlichen Geistes in den unterschiedlichen Kulturen erspüren und vermitteln.

Bei der *Weisheit des Brahmanen* scheint es sich um eine Gedichtsammlung aus den Jahren 1836 – 1839 zu handeln; ich stelle mir eine Art Tagebuch vor, ein Tagebuch in Gedichten, in denen er seine Lebenserfahrungen als Weisheitserfahrungen vorstellt; »Brahmane«: Rollengedichte. Vielleicht gibt sich Rückert in der Rolle des Brahmanen die Erlaubnis, religiös zu sprechen, oder eine spirituelle, ja mystische Sprache zu sprechen, die er sich als evangelischer Christ offiziell nicht leisten konnte.

> Mein wandelbares Ich, das ist und wird und war,
> Ergreift im dein'gen sich, das ist unwandelbar.
>
> Denn du bist, der du warst, und bist, der sein wirst du!
> Es strömt aus deinem Sein mein Sein dem deinen zu.

Ich hätt' in jeder Nacht mich, der ich war, verloren,
Und wär' an jedem Tag, der als der nicht war, geboren,

Hätt' ich mich nicht, dass ich derselbe bin, begriffen,
Weil ich in dir, der ist, bin ewig inbegriffen.[96]

Ein Gedicht, das ich in mein Seminar über Meister Eckhart integrieren will, denn es greift Überlegungen auf, die ich in einem Abschnitt seiner zweiten Predigt gefunden habe:

Wäre der Geist allzeit mit Gott vereint in dieser Kraft, der Mensch vermöchte nicht zu altern; denn das Nun, in dem Gott den ersten Menschen erschuf, und das Nun, in dem ich jetzt spreche, beide sind in Gott gleich und sind nichts als ein einziges Nun. Seht denn, dieser Mensch wohnt in einem einzigen Licht mit Gott; darum ist in ihm weder Leiden noch Abfolge ohne eine gleichbleibende Ewigkeit. Diesem Menschen ist wahrhaft das Verwundern abgenommen, und alle Dinge stehen wesenhaft in ihm. Darum kommt ihm weder durch künftige Dinge noch durch irgendeinen Zufall etwas Neues zu; denn er wohnt in dem einen Nun, jederzeit neu ohne Unterlass. Eine derartige göttliche Herrschaft liegt in dieser Kraft.[97]

* * *

Mein Yoga-Training für unterwegs: Ich übe die Wunschlosigkeit.

Wahrnehmen, sehen, hören, riechen, verkosten, berühren, berührt werden, ohne dem Wunsch nachzugeben, sich das sinnlich Wahrgenommene aneignen zu wollen...

Ja, aber:
Wunschlosigkeit ja, Abwertung nein
Wunschlosigkeit ja, Desinteresse nein
Wunschlosigkeit ja, Überheblichkeit nein

AUGUST

Indem er alle Lüste ablegt,
wandelt der Mensch von Ehrgeiz frei;
frei von Besitzgefühl, des Ichbewusstseins ledig,
kommt er jenem Frieden näher.
Dies ist das Feststehen im Urgrund [...];
wer ihn erlangt hat, wird nicht irre.
Wer auch in seiner Todesstunde darin weilt,
erreicht das Erlöschen im Urgrund.[98]

BHAGAVAD-GITA

Wie die *Bhagavad-Gita* die Grundhaltung des Yoga, den »Einungszustand« beschreibt, fasziniert mich immer wieder, lässt mich aber auch zurückschrecken.

Ist eine solche Haltung heute vertretbar?

Kann ich – mit meiner christlichen Prägung – eine solche Haltung anstreben?

War sie, möglicherweise, Jesus vertrauter als das religiöse und soziale Engagement, das wir gerne mit ihm zusammenbringen?

Ist es eine Haltung, über die gar nicht diskutiert zu werden braucht, weil sie sich selbstverständlich einstellt, sobald jemand in die mit ihr verbundene Erfahrung des Göttlichen eintritt?

Du bist zuständig nur für die Durchführung,
für die Ergebnisse niemals!
Also sei nicht durch die Ergebnisse einer Handlung motiviert,
aber klammere dich auch nicht an Handlungslosigkeit.
Verrichte deine Handlungen im Zustande der Einung

unter Aufgabe jeglicher Anklammerung […],
indem Erfolg und Misserfolg dir gleich sind.
Der Einungszustand ist als »Gleichheit« definiert.
Denn Handeln steht bei weitem niedriger
als Einung mit der Bewusstheit […].
Suche Zuflucht in Bewusstheit!
Jämmerlich sind jene, die durch Ergebnisse motiviert sind.
Wer geeint ist in der Bewusstheit,
lässt beides im Diesseits zurück,
schlechte und gute Tage;
deshalb sei für die Einung gerüstet!
»Einung« ist die rechte Haltung in Bezug auf Handlungen.[99]

Man sagt von einem dann […],
dass die Erkenntnis feststeht,
wenn er alle die Begierden loslässt,
die seine Denkkraft erfüllen,
mit dem Selbst im Selbst zufrieden.
Wer in Leid in seiner Denkkraft nicht betroffen,
im Glück ganz ohne Ehrgeiz ist,
wem Leidenschaft und Furcht und Zorn vergangen sind,
der heißt ein Schweiger, dessen Geist feststeht.
Wer in jeder Hinsicht ohne Zuneigung,
ob ihm nun Genehmes oder Ungenehmes zustößt,
sich nicht daran freut und es nicht hasst,
dessen Erkenntnis ist wohlgegründet.
Wenn er, wie eine Schildkröte ihre Glieder,
die Sinne allseits von den Sinnendingen abzieht,
dann ist seine Erkenntnis wohlgegründet.
Die Gegenstände wenden sich ab von der verkörperten Seele,
die nichts mehr zu sich nimmt.
Der Geschmack auch wendet sich von ihr ab,
wenn sie das Höchste gesehen hat,
welches frei ist von Geschmack.[100]

Es wehrt sich etwas in mir gegen diese Schildkröten-Spiritualität. Meine Spiritualität ist eine sinnliche Spiritualität. Es sind die Sinne, die Sinneserfahrungen, die mir den Wert der anderen Menschen, der anderen Geschöpfe, der Dinge nahebringen. Über diese Erfahrungen gelange ich zur Wertschätzung, zum Respekt.

Die Spiritualität des Hohenliedes: die sinnlichen Bilder der Freundschaft, der Verliebtheit, der Erotik als Orientierungshilfen für den spirituellen Weg.

Oder habe ich jeder irdischen Orientierung zu misstrauen, sobald es um den spirituellen Weg geht? Habe ich sie zu lassen, zu verachten?

Freude und Hass – wesentliche Orientierungspunkte. Wer nicht mehr sinnlich unterwegs ist, ist manipulierbar.

Was hier als Ideal beschrieben wird, kann eine transzendente Haltung wiedergeben, aber auch Kälte, Gleichgültigkeit, Ungerührtheit. Menschen, die sich panzern gegen jegliche Ansprüche, Berührungen. Eine Unverletzbarkeit, die ich als fragwürdig erlebe.

Vielleicht muss ich die ideale Haltung der *Bhagavad-Gita* mit dem Anliegen von Meister Eckhart zusammenbringen, wenn er uns seine Vorstellung von »Abgeschiedenheit« schmackhaft machen will:

> Nun magst du fragen, was Abgeschiedenheit sei, da sie so gar edel ist in sich selbst? Hierzu sollst du wissen, dass rechte Abgeschiedenheit nichts anderes ist, als dass der Geist so unbeweglich stehe gegenüber allem anfallenden Lieb und Leid, Ehren, Schanden und Schmähung, wie ein bleierner Berg unbeweglich ist gegenüber einem schwachen Winde. Diese unbewegliche Abgeschiedenheit bringt den Menschen in die größte Gleichheit mit Gott. Denn dass Gott Gott ist, das hat er von seiner unbeweglichen Abgeschiedenheit, und von der Abgeschiedenheit hat er seine Lauterkeit und seine Einfaltigkeit und seine Unwandelbarkeit. Und daher, soll der Mensch Gott gleich werden, soweit eine Kreatur Gleichheit mit Gott haben kann, so muss das geschehen durch Abgeschiedenheit.[101]

In den Ferienwochen falle ich aus dem gewohnten Rhythmus, auch aus dem Rhythmus der Yoga-Praxis. Oder wenn ich dann Yoga übe, nehme ich mir mehr Zeit als sonst, erfahre ich die Wirkung der Übungen intensiver, verweile noch länger in den einzelnen Positionen.

Alterserscheinung? Es fällt mir schwer, mir in einem mir fremden Zimmer den Yoga-Raum zuzugestehen. Dabei kenne ich den Raumwechsel zur Genüge. Wenn ich im Rahmen eines Seminars Yoga übe, bin ich auch in andern Räumen, doch sie sind größer, ich bin zudem mit andern Personen zusammen.

* * *

Henri Le Saux beschreibt in *Das Geheimnis des heiligen Berges* die verschiedenen Höhlen / Grotten, die er im Laufe der Jahre in Tiruvannamalai im Bereich des Arunachala bewohnen durfte. Einen Monat lang verbrachte er beispielsweise in einer Grotte, aus der er sich durch ein schmales Loch in eine Art Krypta zurückziehen bzw. sich nackt in sie hineinschlängeln konnte. Diese Krypta war klein, sie bot nur wenig Raum, Bewegungen und Positionen konnten nur ganz langsam verändert werden; die Fötus-Stellung »in diesem verborgenen Heiligtum, dahin man nur allein und von allem entblößt, wie im Mutterleib gelangen konnte, das Mysterium der göttlichen Wiedergeburt, das sich unter beinahe sakramentalen Zeichen kundgab.«[102]

* * *

Wandererfahrung: Wie sehr mich Landschaften verändern! Hochebenen, Abhänge, Walddickichte, Ausblicke, Horizonte, Gipfel, Seen machen aus mir einen jeweils anderen Menschen.

Heute der Aufstieg von Sfazù zum Saoseo-See und zum See des Val Viola. Kaum liegt die Bernina-Passstraße hinter mir, wechselt die Breite des Val da Camp; manchmal scheint es sich zu öffnen, manchmal sich zu verengen. Der Weg trennt sich von der Fahrstraße und schmiegt sich an den Hang, meist oberhalb der wenigen kleinen Häusergruppen. Kurz vor dem Saoseo-See durchquere ich eine kleine sumpfige Ebene, in der mehrere kleine Seen liegen. Am Rand des einen bleibe ich, erhöht auf einem mächtigen Felsbrocken, längere Zeit sitzen. Die Stille dieser Landschaft hüllt mich ein und erfüllt mich. Die Stille lässt mich eine Sprache aufnehmen, die ich erst allmählich entdecke: die Sprache der Baumstämme, die auf dem Grund des türkisfarbenen Sees liegen, Gegenmuster zu den senkrechten Bäumen und Berggipfel, die sich auf der Oberfläche des Sees spiegeln. Ich gestehe mir und diesen Stämmen zu, dass ich sie nicht zu verstehen brauche; mit einem Verstehenwollen würde ich mich über diese Sprache erheben, dabei bin ich ein Teil dieser Sprache.

Stille: sich einlassen auf die Musterungen.

* * *

Ich habe mir einen Abschnitt notiert, den ich für die interreligiöse Begegnung im Oktober – vielleicht – einsetzen kann: Henri Le Saux unterscheidet zwischen einem Sprechen Gottes im Herzen eines jeden Menschen und dem inspirierenden Eingreifen Gottes, das aus den Herzensworten der Einzelnen eine eigentliche religiöse oder spirituelle Deutungstradition werden lässt. Die Engführung, die Henri Le Saux in diesem frühen Artikel noch ein Anliegen ist – das wichtigste inspirierende Eingreifen Gottes ereignete sich in der jüdisch-christlichen Tradition – werde ich nicht erwähnen, sie entspricht nicht seiner späteren Lebenserfahrung und passt auch nicht in den interreligiösen Dialog, wie ich ihn verstehe. – Ich hoffe, dass Gott bei unserer Begegnung wunderhaft eingreift, damit wir, in einem sorgfältigen, einfühlsamen Gespräch, füreinander die adäquaten Worte, Bilder, Gesten und Riten finden.

> Gott spricht im Grund der Seele, wann Er es will und zu wem Er will, – durch nichts gebunden – in der Sprache des Schweigens; und dort sagt Er das wesenhafte Wort, das den Menschen umwandelt. Er wird es daher nicht für notwendig halten, jedes Mal wunderhaft einzugreifen, damit es dem Menschen gelingt, das, das Gott ihm gesagt hat, was er in den tiefsten Tiefen seiner selbst klingen gehört hat, die Stimme seiner Ursprünge, die *vāk*, das uranfängliche *OM*, die wahre »ursprüngliche Offenbarung«, in adäquate Begriffe und Bilder zu übersetzen.[103]

* * *

Der spirituelle Weg – ein einsamer Weg. Meinen eigenen Ängsten und den Fragen der Seminarteilnehmer kann ich nach wie vor nur die Antwort geben, die Henri Le Saux für sich formuliert hat:

> Wenn der Mensch sich wirklich auf den Weg der Gnosis einlässt (*jñānamārga*, transintellektuelle Gnosis, die mit dem gnostisch genannten System der hellenistischen Welt nichts zu tun hat), oder, was mehr oder weniger auf dasselbe hinausläuft, auf die höheren Elemente des Yoga […], kann es nicht ausbleiben, dass er sich bald in einem Zustand unerträglicher Isolation wiederfindet. […]
>
> Wie von selbst entsteht eine immer vollständigere Abkehr von allem, was nicht das Absolute und das Absolute an sich ist. Und diese Abkehr kann auch die Elemente der Religion nicht unberührt lassen. Deren Relativität in Bezug auf Zeit, Ort, die Menschen etc. erscheint in einem derart hellen Licht, dass weder die Vernunft, die nach dem wahren Absoluten dürstet, in ihnen eine Befriedigung mehr finden, noch die Kraft der Begierde, die ebenso nach dem Absoluten dürstet, sich an ihnen mehr freuen kann. Die wesentlichsten Elemente des Glaubens verlieren ihren Wahrheits*geschmack*. [] Dieser Verlust wird unweigerlich erfahren, ob es der Seele gefällt oder nicht. Sich an die Elemente der großartigen Synthese zu klammern, an der sie sich bis dahin erfreut hat oder die ihr jetzt von außen vorgelegt werden, ist ihr völlig unmöglich.[104]

* * *

Unter den Geheimnissen bin ich das Schweigen.[105]

Bhagavad-Gita

* * *

Friedrich Rückerts *Die Weisheit des Brahmanen* überrascht mich immer wieder. Ein Gedicht, von dem ich mich fast nicht trennen kann:

> Ich finde dich, wo ich, o Höchster, hin mich wende;
> Am Anfang find' ich dich und finde dich am Ende.
>
> Dem Anfang geh' ich nach, in dir verliert er sich;
> Dem Abschluss späh' ich nach, aus dir gebiert er sich.
>
> Du bist der Anfang, der sich aus sich selbst vollendet,
> Das Ende, das zurück sich in den Anfang wendet.
>
> Und in der Mitte bist du selber das, was ist;
> Und ich bin ich, weil du in mir die Mitte bist.[106]

In der christlichen Tradition wurden der erste und letzte Buchstabe des griechischen Alphabets für dieselbe Aussage verwendet: A und O, Alpha und Omega, Gott ist/umfasst alles.

Dieses Vertrauen in den Anfang! Ich verstehe die Aussage so, dass sowohl ein wissenschaftliches Erforschen bzw. ein philosophisches Nachdenken als auch ein biographisches Zurückdenken zu diesem gottbestimmten Anfang gelangen. Eine Vision, die die Einzelheiten nicht festlegt, sich aber gegen alles Zufällige abgrenzt. – Auch mein Leben beginnt in Gott, auch mein Leben geht in Gott auf. – Ein Text, den Friedrich Rückert zu seiner Zeit nicht kennen konnte, hätte ihm gefallen, das Logion 18 aus dem Thomasevangelium:

> Die Jünger fragten Jesus:
> Sage uns, was für ein Ende werden wir nehmen?
> Jesus antwortete:
> Was wisst ihr denn vom Anfang, dass ihr mich nach dem Ende fragt?
> Dort, wo der Anfang ist, wird auch das Ende sein.
> Selig ist, wer im Anfang steht; er wird das Ende kennen und den Tod nicht schmecken.[107]

Auch dieser Text kreist um dasselbe Anliegen: Das Vertrauen oder die Sehnsucht, die in uns Menschen wach werden kann, dass wir schon immer, vom ersten Augenblick der Existenz an, mit dem Absoluten verbunden sind und dass unser Leben nichts anderem dient als der Bewusstwerdung dieser Verbundenheit – dieses Vertrauen, diese Sehnsucht entsprechen der Wahrheit, sie sind keine Illusion; eine Illusion ist es vielmehr, wenn wir im Leben vordergründig, kurzfristig Glückslösungen anstreben. Die Yoga-Tradition ringt um die Ausgestaltung bzw. Stabilisierung dieses Vertrauens; Mystiker und Mystikerinnen geben durch ihre Erfahrungen diesem Vertrauen Recht.

Das Geheimnis unseres Anfangs, auch Robert Lax hat es beschworen:

> Manchmal begeben wir uns auf eine Suche
> und wissen nicht, wonach wir Ausschau halten,
> bis wir wieder zu unserem Anfang kommen.[108]

Verwurzelt in der jüdisch-christlichen Tradition und vertraut auch mit kabbalistischen Vorstellungen, geht Robert Lax davon aus, dass unser Leben, auch unsere spirituelle Suche in diesem Leben, vom schöpferischen Ja Gottes ausgehen. Ähnlich wie Friedrich Rückert stellt er sich eine Art Kreisbewegung vor: die Vollendung unserer Suche ist die Erkenntnis unseres Anfangs.

> Wahrlich, woraus die Wesen geboren werden,
> wodurch sie leben, wenn sie geboren sind,
> und worin sie eingehen nach dem Tod,
> das sollst du erkennen. Dieses ist Brahman.[109]

Im letzten Verspaar greift Friedrich Rückert etwas auf, das in den mystischen Traditionen Indiens oft thematisiert wird: Es gilt, unser Ich aufzulösen; diese Auflösung mündet aber nicht in eine Ich-Vernichtung, auch wenn es Situationen geben kann, in denen wir dies befürchten, sondern in eine Neuentdeckung des Ich, eines viel erhabeneren Ich, jenes Ich, das mit dem Absoluten verbunden ist.

* * *

Es ist mir bewusst, dass ich meine Yoga-Praxis ursprünglich unter dem Vorzeichen der Leistung und der Disziplinierung begonnen habe. Jean-Marie Déchanet und seine Bücher haben mich vermutlich beeinflusst. Erst allmählich und in kleinen Portionen gelingt es mir, den Yoga als einen möglichen Teil meiner Muße zu erkennen und zu integrieren – wie immer: In der Gestaltung der Yoga-Lektionen und der Seminare kann ich das Müßige, Entspannende, Erholsame des Yoga gut vermitteln, in meiner eigenen Praxis ist es noch zu wenig angekommen.

Yoga-Muße – ein müßiges Yoga: Wertschätzung der einzelnen Augenblicke, Befreiung aus Verpflichtungen, Atemvertrauen, Vollzug einzelner Asanas in einem Rhythmus, in einer Dauer, die sich aus dem Augenblick ergibt, unvorhersehbar... Die Erfüllung einer Bewegung oder einer Yoga-Stellung kann in Bewegungs- oder Stellungsmomenten zustande kommen, die mir bisher noch nie aufgefallen sind. Meine Seele und mein Körper beginnen miteinander zu spielen – oder müsste ich von einem Selbstspiel sprechen?

* * *

Regina Weiser und Angela Dunemann haben mit ihrem *Yoga in der Traumatherapie* ein ausgewogenes, kluges Buch geschrieben. Ich habe vor, ihre Überlegungen, auf der Basis der Chakrenlehre Bewegungen und Asanas therapeutisch einzusetzen, in einem der kommenden Seminare auszuprobieren. Ihre Impulse zum Herz-Chakra können mein Bemühen unterstützen, den Sinn für dieses Chakra zu wecken.

> In Höhe des Herzens hinter dem Brustbein befindet sich das Anahata-Chakra, in dem Bereitschaft zur Versöhnung und Liebesfähigkeit beheimatet sind. Hier liegen die Rhythmusorgane wie Herz, Lunge und Bronchien. Wie die Luft sich mit den verschiedensten Gasen verbinden kann, stehen wir über unseren Atem mit unserer Mit- und Umwelt in engstem Austausch. Herzensqualitäten äußern sich in Einfühlungsfähigkeit, Toleranz, Wärme und Ausgewogenheit zwischen Selbstliebe und Fremdliebe.[110]

Das Herz verbindet [...] die aus der geistigen Sphäre empfangenen Inspirationen mit den alltäglichen Problemen hier auf der Erde. Heilende Energien aus den benachbarten Chakren können zum Herzen fließen, wenn Selbstfürsorge durch Stärkung der unteren Chakren gepflegt wird. Eine Beziehung zum spirituellen Raum durch Pflege der oberen Chakren kann helfen, die durch Mitmenschen geschlagenen Wunden in der Vergangenheit zu lassen.[111]

* * *

Die Baumstämme auf dem Grund des kleinen Sees tauchen nicht nur als Ferienerinnerung, sondern auch als Meditationsgegenstand auf. Sie wollen bei mir bleiben, als kalligraphisches Zeichen des Grundes, leicht vom Wasser überspielt, manchmal geklärt, manchmal verzerrt. Mikado-Stämme, soll ich sie herauslösen, soll ich sie liegen lassen und ihre Muster anerkennen? Grundbotschaften, muss ich ihnen einen Sinn abgewinnen, oder reicht es, wenn ich mich an ihrer Unverständlichkeit erfreue?

Ich habe es anhand des Fotos überprüft: Die erinnerte Struktur stimmt mit der Aufnahme überein. Mein Gedächtnis muss die Baumstämme und ihre Lage im Wasser, ihr Zusammenspiel, gleich als wichtig erkannt haben.

Wenn ich das Bild in der Meditation wachrufe und lebendig halte, bleiben die Lage der Baumstämme, die Farben des Wassers und die Farben der Bergwände und des Himmels, die sich im Wasser spiegeln, mehr oder weniger dieselben. Was sich ändern kann, ist die Tiefe des Sees; die Baumstämme liegen manchmal direkt unter der Wasseroberfläche, greifbar, manchmal liegen sie auf einem unerreichbaren Grund. So zu meditieren, erlebe ich als Spiel – ein Spiel, das wie jedes Spiel seinen ganz besonderen Ernst besitzt.

Nichts zu tun,
rettet manchmal das Gleichgewicht der Welt,
indem es erreicht, dass auch etwas Gewicht hat
auf der leeren Schale der Waage.[112]

ROBERTO JURARROZ

Für mich ist es immer eine Freude, wenn ich bei den Seminaren merke, dass den Teilnehmern die Meditation im Gehen aufgeht. Ich vermittle diese Art des Gehens, wie ich sie selber vor fast vierzig Jahren in Bangkok in einem buddhistischen Kloster gelernt habe.

Zuerst stehe ich längere Zeit und richte meine Aufmerksamkeit auf das Becken, die Beine und Füße und vor allem auf die Fußsohlen, wie sie mein Gewicht, mein Stehen, meine aufgerichtete Haltung auffangen, ausgleichen und an den Boden weitergeben. – Dieser Fußdialog mit dem Boden bleibt ein wesentliches Element dieser Meditation im Gehen. – Gleichzeitig suche ich für meine Arme und Hände eine Position, die meine Sammlung fördert und ausdrückt; meistens lege ich die Hände auf den Oberbauch; gelegentlich übernehme ich die Haltung, die ich bei den Zen-Mönchen in Japan kennengelernt habe: Die linke Hand bildet eine Faust, die den Daumen einschließt; der Knöchel des unteren Daumengelenks steht dadurch leicht vor, diesen Knöchel setze ich gleich unterhalb des Brustbeins auf die Bauchdecke. Die rechte Hand umschließt die linke Hand. Die beiden Ellbogen sind leicht angehoben.

Innerlich vergegenwärtige ich mir die Strecke, die ich als Meditation gehen möchte oder auf der ich in einem Hinundhergehen verweilen werde.

Wenn ich gut gegenwärtig bin, beginne ich mit dem ersten Schritt. Es ist der Atem, der Atemrhythmus, der den Schrittrhythmus bestimmt. Während des Einatmens hebe ich von der Ferse her ganz langsam den rechten Fuß. Am Ende des Einatmens berührt er nur noch mit den Zehen und den Zehenballen den Boden. Während der kurzen Pause, in der die Atmung vom Einatmen auf das Ausatmen wechselt, stelle ich die Ferse des rechten Fußes ein ganz kleines Stück nach vorne, die Ferse berührt den Boden, und während des Ausatmens legt sich die Fußsohle langsam zurück, sodass am Ende des Ausatmens auch die Zehen den Boden wieder berühren, also die ganze Fußsohle wieder aufliegt. – Beim nächsten Atemzug dasselbe mit dem linken Fuß.

Wenn der Atemfluss und der Fluss der Schritte zusammenfinden, kann sich bei mir ein Empfinden einstellen, das ich am liebsten mit Glück wiedergeben möchte.

Während wir gehen, spüren wir genau das Zusammenspiel der einzelnen Bewegungen. Von den Zehen bis zur Hüfte aufwärts sind alle Muskeln und Gelenke daran beteiligt. Selbst in dem Bereich darüber erleben wir die Energie der Bewegungen und das Bearbeiten der Erde in ein kraftvolles Erlebnis gesamtkörperlicher Anstrengung.

Während die Sinnesorgane auf das Gehen ausgerichtet sind, konzentrieren sich Körper und Geist ohne Anspannung auf die Dynamik der Bewegung. Alle Signale verbinden sich dabei zu einem inneren Fluss der sinnlichen Wahrnehmung.

Ohne an Haltung zu verlieren und ohne die richtige Atmung zu vergessen, lassen wir uns mit gebotener Kraft und Geschmeidigkeit von den Beinen tragen, Schritt für Schritt, als würden wir eins werden mit der großen Kugel Erde unter unseren Füßen.[113]

Wenn ich diese Art der Meditation im Sinne der Kontemplation vollziehe, lege ich beim Gehen meine Gebetsworte Abba und OM auf den Boden, als ob meine Fußsohlen sie der Erde zusprechen, sie von der Erde empfangen würden, als ob Fußsohlen und Erde miteinander ein Geheimnis teilen würden.

Ich setze jeden Fuß voller Achtsamkeit auf die Erde, im Wissen, dass ich auf einer wunderbaren Erde gehe. In solchen Augenblicken ist Dasein eine wunderbare und geheimnisvolle Wirklichkeit. Normalerweise betrachten es Menschen als Wunder, wenn jemand auf dem Wasser oder in der dünnen Luft gehen kann. Das wirkliche Wunder besteht für mich aber nicht darin, auf dem Wasser oder in der dünnen Luft zu gehen, sondern auf der Erde.[114]

Bitte praktiziere Gehmeditation bei dir zu Hause. Dann kannst du während des Gehens wirklich die Hand des Buddha halten. Gehe achtsam und friedlich, und der Buddha wird bei dir sein. […] Berühre den wirklichen Buddha. Er ist dir verfügbar – im Hier und Jetzt. Nimm seine Hand und praktiziere Gehmeditation. Wenn du die letzte Dimension berühren kannst, gehst du an der Seite des Buddha.[115]

Ich stelle mir vor, dass die christlichen Mönche den Kirchenraum und den Kreuzgang – oder den breiten Gang vor den Zellen – für ein ähnliches, bewusstes Gehen, für ein Beten und Meditieren im Gehen benutzt haben. Irgendwoher – hat es mir jemand erzählt oder habe ich es gelesen? – habe ich das Bild von zwei Zisterziensermönchen im Kopf, die miteinander gehen, ganz langsam, im selben Rhythmus, einander zugewandt, der eine vollzieht die Schritte vorwärts, der andere rückwärts… Paarlaufen – eine Übung für Seminare?

* * *

Als ich Kum Nye kennen lernte, merkte ich, dass sich bei mir im Vollzug der Yoga-Stellungen bereits Routine eingeschlichen hatte, ein immer gleiches Tempo, ein Erledigen der Körperübungen. Dasselbe erfahre ich jetzt wieder im Qigong-Training.

Veränderung des Tempos. Ausstieg aus den eingespielten Bewegungsmustern. Neuentdeckung des Körpers.

* * *

Heute musste ich meine Baumstämme mit Tusche festhalten, meine Runenschrift. So vor mir, festgehalten, verlieren die Baumstämme ihre Grundbotschaft, ihre Kraft. Es scheint, dass sie unten bleiben müssen.

* * *

Gemeinsam mit einer befreundeten Yogalehrerin bin ich im *Yoga-Sutra* des Patanjali den Asanas nachgegangen. Er scheint tatsächlich nur an Sitzhaltungen – als der Basis der Meditationspraxis – interessiert gewesen zu sein, führt sie aber nicht einmal weiter aus. Die Entdeckung des Körpers als Zugang zu den spirituellen Erfahrungen kommt in der Yoga-Tradition zu einem späteren Zeitpunkt, Patanjali ordnet alle Praktiken dem einen Ziel zu: dass der innere, mentale Betrieb, der zu Illusionen und zu fälschlichen Identifikationen führt, zur Ruhe kommt und das Wesen des Menschen ins Bewusstsein dringt.

* * *

Im Rückblick auf die Ferien bleiben mir vor allem die Bergseen, unvermittelt nehmen sie die Wolkenstimmungen auf, gehen auf den Wind ein, verschlucken meine Steine, ziehen die Bäche an, locken die Fische an die Oberfläche – und sie bewahren meine Baumstämme.

SEPTEMBER

Selbst wenn du der größte Übeltäter
unter allen Übeltätern wärest,
die ganze Bosheit wirst du überqueren
mit nur der Erkenntnis als Boot.
So wie ein Feuer, ist es erst entzündet,
den Brennstoff in Asche verwandelt, Arjuna,
so äschert das Feuer der Erkenntnis
alle Taten ein.
Denn es findet sich auf dieser Welt
kein Mittel für Läuterung der Erkenntnis gleich;
man findet es von selbst in sich,
wenn man im Verlauf der Zeit
im Einungszustand vollendet ist.
Wer gläubiges Vertrauen hat, der erlangt die Erkenntnis,
wenn er seine Sinne zügelt und es absolut erstrebt.
Hat er Erkenntnis erst erlangt,
erreicht er ohne Verzug den höchsten Frieden.[116]

Bhagavad-Gita

Die Bedeutung, die die *Bhagavad-Gita* der Erkenntnis zuschreibt! Einzelne Philosophen der Antike haben der Erkenntnis einen ähnlichen Rang zugeordnet.

Mir sind eher jene Mystikerinnen und Mystiker vertraut, die im Rahmen der christlichen Tradition der Erkenntnis lediglich den zweiten Platz gegeben haben; auf den ersten Platz haben sie den Willen, d. h. die Liebe, gesetzt. – Meister Eckhart jedoch hebt zu seiner Zeit ganz stark die Bedeutung der Erkenntnis hervor.

An höchsten Kräften der Seele gibt es drei: Die erste ist die Erkenntnis, die zweite ist *irascibilis* [die Zorneskraft], dies ist eine aufstrebende Kraft; die dritte ist der Wille. Wenn sich die Seele an die Erkenntnis der rechten Wahrheit hingibt, an die einfaltige Kraft, in der man Gott erkennt, dann heißt die Seele ein Licht. Denn auch Gott ist ein Licht; und wenn sich das göttliche Licht in die Seele gießt, dann wird die Seele mit Gott vereint wie ein Licht mit dem Lichte.[117]

Die *Bhagavad-Gita* mutet der Erkenntnis zu, dass sie uns zu einem Werkzeug des göttlichen Wirkens macht, da sie uns von allen eigenen Wertungen (Wünsche und Ängste) befreit und Einblick in Gottes Willen gibt. – In seinem Gedicht *Von Engeln* charakterisiert der Dichter Czesław Miłosz die Engel als Wesen, die hinter die Welt, so wie sie uns vertraut ist, schauen können, sie »betrachten die wahren Nähte«, das Gefüge unserer Welt. Die Erkenntnis, die die *Bhagavad-Gita* vorschlägt, hat etwas mit dieser Engelsschau zu tun.

* * *

Wer mich in allen Dingen sieht,
und alles in mir sieht,
für den gehe ich nicht zugrunde,
und er geht für mich nicht zugrunde.
Ein Yogin, der in Einheit feststeht,
der an mir teilhat, der ich allen Wesen innewohne –
obwohl er durchaus weiterlebt,
lebt er in mir.[118]

Die andere Seite der *Bhagavad-Gita*: Es ist nicht die (beziehungslose) Erkenntnis, die die Befreiung bringt, sondern die Haltung des Bhakti-Yoga, die liebende Hingabe an ein personal vorgestelltes göttliches Du.

Soweit ich die Yoga-Traditionen kennen gelernt habe, haben sie beide Tendenzen aufgegriffen und weitergegeben: den personalen Gottesbezug und das Ringen um die Einsicht in die fast mechanistisch verstandenen Gesetzmäßigkeiten der Welt, der Geschichte und der menschlichen Bemühungen.

Der wesentliche *yoga* Jesu – und dies ist der einzige eigentliche christliche *yoga* – ist es, den Nächsten in Denken, Wünschen und Handeln über sich selbst zu stellen. In hinduistischen Begriffen würde man dies *karma* heißen; aber es ist ein *karma yoga,* das schon ganz durchdrungen ist von *anuhava* (Erfahrung). Der Jünger Jesu dient seinem Nächsten und liebt ihn, noch bevor er sich selber liebt und dient, weil er es vorziehen muss, sein eigenes Leben für den Nächsten zu geben, wenn er ein wahrhafter Jünger Jesu sein will; und das, weil er der Gegenwart begegnet, die sich in diesem gegebenen Augenblick seiner Existenz durch ihn vermittelt.[119]

HENRI LE SAUX

* * *

Wir Menschen sind komplexe, mehrdimensionale Wesen, und die Entwicklung zu beschreiben, die wir auf einem bewussten Übungsweg durchmachen, ist nicht einfach. Die Komplexität, Vielschichtigkeit unseres Wesens ist in der Yoga-Tradition mit der Vorstellung der Koshas wiedergegeben worden: Unser göttliches Selbst ist von fünf Hüllen umgeben. In einer wertenden Anordnung führen diese Hüllen oder Schichten von außen, von jenen Fähigkeiten, die wir brauchen, um im Alltag zu bestehen, immer mehr nach innen, zu jenen Fähigkeiten, mit denen wir unsere Verbundenheit mit dem Göttlichen wahrnehmen können:

Annamaya-Kosha – Pranamaya-Kosha – Manomaya-Kosha – Vijnanamaya-Kosha – Anandamaya-Kosha.

Man sagt, dass fünf Persönlichkeitsdimensionen, Koshas (Hüllen oder Überdeckungen) genannt, das Selbst umgeben. Sie fungieren praktisch wie Schatten um ein Licht – sie verhüllen die Intensität und Vitalität unseres Selbstbewusstseins. Im Laufe der Yoga-Praxis, sagen die Weisen, werde jede dieser Schichten schließlich ein integrierter Teil der Erfahrung. Jede wird transparenter, und wenn dies geschieht, werden wir uns mit mehr Klarheit und Energie erfahren.

Die Reise durch die Koshas ist die Reise des Yoga. Dabei wenden wir unser Bewusstsein nach innen, während wir uns allmählich entspannen und uns auf die ganze Persönlichkeit konzentrieren. Der Prozess führt zur zielgerichteten Konzentration, und diese ist das Medium, das uns nach innen bringt.[120]

* * *

Nicht mit dem detaillierten Wissen, das den Kosha-Vorstellungen zu Grunde liegt, aber mit einem ihm verwandten Ziel greift Friedrich Rückert das Thema in einem seiner Gedichte auf. Er spricht vom Leib, der lichtvoll Fülle vermittelt; dieser Leib, aufgebaut durch den Geist (das Selbst), tritt an die Stelle des Körpers, der sterblich ist.

> Was ist des Geistes Leib? Der Körper ist es nicht,
> Der, aufgebaut aus Staub, in Staub zusammenbricht.
>
> Das ist des Geistes Leib: die Form, die er sich baut,
> In der mit Geistesblick ein Geist den andern schaut.
>
> Das ist der Leib, der jetzt, die grobe Körperhülle
> Durchschimmernd, wann sie fällt, vortritt in klarer Fülle.
>
> In diesem Leib sehn wir uns dort, lasst uns vertrauen:
> Der Geist hat seinen Leib, um, selbst geschaut, zu schauen.[121]

Friedrich Rückert gibt dieser innersten Hülle allerdings auch eine Eigenheit, die der Yoga-Tradition eher fremd ist: Auch dieser Leib ist in Kommunikation, in einem gegenseitigen Schauen. Ich frage mich, ob er mit dieser gegenseitigen Schau die Verbundenheit mit dem Göttlichen meint, eine gegenseitige Kontemplation, die bereits jetzt einsetzen kann und über dieses konkrete Leben hinausreicht, oder ob er mit dieser gegenseitigen Schau auf jene Kommunikation anspielt, die in der spirituellen Führung ganz wichtig ist: die gegenseitige Anerkennung in der inneren Erfahrung, der Blick dafür, dass der oder die andere auf dem richtigen Weg ist, die Gemeinschaft auf dem spirituellen Weg.

Ich kann wahrnehmen, dass sich in mir etwas ereignet: Irgendetwas verliert den Boden unter den Füßen, irgendetwas bricht ein. Ich kann eine Veränderung, eine Erleichterung feststellen. Ich habe den Eindruck, dass ich meinem Ich einen harten Schlag versetzt habe und nun im Innern meines Wesens eine neue, zusätzliche Dimension Gestalt annimmt.

Und dann eines Tages, als ich den Meister im Ganzen sehe, weiß ich, dass er weiß, dass ich weiß; und auch er weiß, dass ich weiß, dass er weiß. Wir befinden uns in einer tiefen Verbundenheit.[122]

* * *

Gott – er lässt sich nicht ohne die Seele verstehen und die Seele nicht ohne Gott: so gänzlich eins sind sie.[123]

MEISTER ECKHART

* * *

In der spirituellen Begleitung anderer Menschen gehört es für mich zum Schwierigsten, im Augenblick jeweils wahrzunehmen, ob jemand die Ermutigung braucht, sich nun wirklich anzustrengen und für den Einsatz alle Kräfte zu mobilisieren, oder ob jemand die Ermutigung braucht, den ganzen eigenen Einsatz aufzugeben und darauf zu vertrauen, dass ihm bereits alles geschenkt worden ist und sich diese Geschenke immer mehr bemerkbar machen werden.

Auch mir selber gegenüber die ganz feine Differenzierung: Wo berühren sich Grundvertrauen und Bequemlichkeit? Hingebungsvoller Einsatz und Leistungsdenken? Wo schieben sie sich, gut getarnt, ineinander? Kann der Unterschied im Augenblick selber wahrgenommen werden oder erst im Nachhinein, anhand der Folgen? Müsste die Wahrnehmung, allenfalls dann auch der Wechsel in der Ermutigung, Augenblick für Augenblick stets von neuem geschehen?

* * *

Irgendwie habe ich das nie richtig wahrgenommen, obwohl ich es hätte entdecken können: Mircea Eliade, dessen Buch *Yoga. Unsterblichkeit und Freiheit* ich damals, als es im Suhrkamp-Verlag aufgelegt wurde, verschlungen habe, hatte den Anspruch an sich, nicht nur religionswissenschaftlich, sondern auch literarisch große Werke zu schreiben. Soll ich der Spur seiner literarischen Werke nachgehen? Versucht er sein großartiges Wissen auch in den Geschichten zu vermitteln? Oder hält er die wissenschaftliche und die literarische Welt bewusst auseinander?

> Der Tantrismus treibt die Vorstellung, dass die Heiligkeit nur in einem »göttlichen Körper« zu realisieren ist, zu extremen Konsequenzen. Der upanishadische und nachupanishadische Pessimismus und Asketismus ist abgeschafft. Der Körper ist nicht mehr die »Quelle der Schmerzen«, sondern das sicherste und vollendetste Werkzeug für den Menschen, um »den Tod zu besiegen«. Und da man ja die Befreiung schon in diesem Leben erlangen kann, muss der Körper so lang als möglich und in vollkommenem Zustand erhalten werden, gerade um die Meditation zu erleichtern.[124]

* * *

Bei der Meditation hilft mir immer wieder die Vorstellung, dass die Stille (der Friede, die Ruhe), in die ich eintauchen möchte, bereits vorhanden ist, und zwar im Körper vorhanden ist. Dass ich meine Aufmerksamkeit auf den entsprechenden Körperbereich lenken kann, um die dort gelagerte Stille zu aktivieren. Dass die Stille dies als Einladung erfährt, sich auszuweiten beginnt, in andere Körperbereiche vordringt, schließlich auch mein Bewusstsein, mein ganzes Wesen erfasst. Die Ausweitung der Stille erlebe ich manchmal analog zur Atembewegung. Wie der Atem bestimmender werden kann, wird dies auch die Stille. Sogar die immer noch vorhandenen Gedankenfetzen, -splitter, -fäden halten sich still, als ob sie selber nicht mehr an sich glauben würden. Leicht beschämt ob ihrer Bedeutungslosigkeit ziehen sie sich zurück.

* * *

Heute habe ich im Garten des Klosters Kappel »meinen« kleinen Quittenbaum besucht. Ich war dabei, als er gesetzt wurde. Bei meinen Seminaraufenthalten besuche und bewundere ich ihn jeweils.

Unvergesslich, als ich ihn dieses Frühjahr meditierte. Es waren die Quittenblüten, die mich angezogen hatten; einzelne waren noch geschlossen, andere drehten sich langsam auf, und ein paar wenige waren bereits geöffnet. Ihr zärtlich verfärbtes Weiß-Rosa. Und die frischen, silbergrünen Blätter, die die Blüten einrahmten.

Ich setzte mich auf die Wiese unter dem Baum und begann, meinen Atem mit dem Quittenbaum zu teilen. Vermutlich waren etwa fünf Minuten vergangen, als ich wahrnahm, dass mich der Klosterkater einkreiste; er näherte sich ganz vorsichtig. Als ich nicht in der gewohnten Art reagierte, stieß er zweimal seinen Kopf gegen meine rechte Hüfte. Ich streichelte seinen Kopf und seinen Rücken; schließlich legte er sich in die Wiese neben mich, den Kopf und die Vorderpfoten an meinen rechten Oberschenkel angeschmiegt, meine rechte Hand umfasste seinen Rücken. Zu dritt teilten wir miteinander unseren Atem.

* * *

Im Austausch mit ein paar Männern und Frauen, die ebenfalls Meditation und Yoga unterrichten. Im Mittelpunkt stehen die erfreulichen und manchmal frustrierenden Erfahrungen des Lehrens, des Ansteckens. Der klagende Tonfall in der Stimme eines Meditationslehrers versetzt mich um mehr als dreißig Jahre zurück, als am Jahresende 1977 – der Franziskanerpater Viktor Löw hatte uns zur Einweihung des Zendos in sein Kloster Dietfurt eingeladen – P. Enomiya Lassalle die Fragen von Zen- und Kontemplationslehrern beantwortete. Da hatte ich denselben klagenden Tonfall gehört: Wie undankbar es doch sei, zu leiten und den Leuten den inneren Weg zu eröffnen, wie wenige diesen Weg dann auch gehen würden. Wie er das aushalte? P. Enomiya Lassalle verweilte einen Augenblick in der Stille, zog hörbar den Speichel ein und meinte: Ja, unsere Aufgabe ist schwierig. Ich habe meine diesbezüglichen Erwartungen stark zurückgenommen. Ich gehe heute davon aus, dass meine Unterweisung bei etwa einem Zehntel der Leute ankommt. Wenn ich also mit zwanzig Personen arbeite und bei einer einzigen Person – und bei mir selber – etwas aufgeht, reicht mir das.

* * *

Mir fällt auf, dass ich in den Seminaren nicht mehr darauf hinweise, dass die Entspannungshaltung in der Rückenlage als die »Haltung eines Toten« bezeichnet wird. Ist es Rücksicht auf die Seminarteilnehmer – eine falsche oder richtige Rücksicht –, oder mag ich mich selber dieser Perspektive nicht mehr stellen?

Mich liegen lassen, mir zuschauen und wahrnehmen, wie sich die Spannung in meinem Körper während des Liegens verändert, wie ich mich als Person verändere, wenn nicht mehr der gewohnte aktive Wechsel der Spannungsmuster im Vordergrund steht. Die Bedeutungslosigkeit aushalten, auch die Schutzlosigkeit. Das Bewusstsein kann sich sogar vom Körper lösen, auf den Körper herabschauen, ihn liegen lassen, weit unter sich.

Aufgefallen ist mir meine Rücksicht im Rahmen eines Seminars, bei dem die Stress- und Burnoutprophylaxe im Vordergrund stand. Ich setze bei solchen Seminaren die Meditation, die Asanas und die Atemschulung zur Wahrnehmung – und zum Abbau – der Spannungsmuster ein. Als die Gruppe, ausschließlich Männer, die angeleitete Entspannung genoss, fiel mir ein, ich könnte die traditionelle Bezeichnung der Entspannungshaltung erwähnen, merkte aber gleichzeitig, dass in meiner Lust, dies zu erwähnen, etwas Boshaftes mitschwang. Als ob ich die Teilnehmer erschrecken, aufwecken müsste. Eigentlich wussten sie ja nur zu gut, wie es sich anfühlte, nicht mehr am Leben zu sein, aufs Funktionieren reduziert zu sein. Sie brauchten mein Erschrecken nicht. Irgendwoher kam dann die Idee, und ich übernahm sie sofort, die Entspannungshaltung als die »Haltung des Lebensbeginns« zu bezeichnen. Als ich die Teilnehmer dann bat, die Entspannung allmählich abzuschließen und sich vorsichtig wieder zu bewegen, war ihnen anzusehen, wie bewusst und genussvoll sie sich in die ersten Bewegungen einließen.

Neben dem Auf und Ab des täglichen Lebens gibt es einen tiefen Zustand des Gleichgewichts. Indem wir für kurze Zeiten in diesem Zustand ruhen, erzeugen wir einen unverwüstlichen und stabilen Geist selbst bei Stress. Daher sehnt sich jeder von uns nach Entspannung – sie belebt unser Selbstvertrauen und gibt uns das Gefühl der Selbstkontrolle zurück. Yoga-Entspannungsübungen beruhigen die Sinne und führen uns unter die rastlose Oberfläche des Geistes. Durch Entspannung stellen wir ein Gefühl der inneren Harmonie wieder her.[125]

* * *

Bei einem Vortrag über die Kontemplation (in Bezug auf verwandte Meditationspraktiken in anderen Religionen) habe ich auf das große Lob des OM[126] von Henri Le Saux Bezug genommen. Mich fasziniert, wie er die unterschiedlichsten Bereiche als Kontaktstellen mit/zum Göttlichen einbezieht. Als Erstes die hinduistische Tradition, die Trägerin dieses Mantras, im Sinne einer Offenbarung Gottes im Bewusstsein jedes Menschen, erfahren durch die Rishis:

> Das OM, das unsere Weisen in ihrer Seele vernahmen,
> als sie in ihre eigene Tiefe hinabstiegen,
> tiefer als ihre Gedanken und tiefer als all ihre Wünsche,
> in der wesentlichen Einsamkeit des Seins.

Dann die Natur als eine göttlich gewollte und inspirierte Schöpfung:

> Das OM, das im Geräusch der vom Wind bewegten Blätter ertönt,
> das OM, das im Sturm braust und das im Wind rauscht,
> das OM, das in dem wilden Strom tobt,
> und das sanfte Rauschen des Flusses, der still zum Meer fließt;
> das OM der Gestirnbahnen im Weltraum
> und das OM, das im Kern des Atoms dröhnt
> und das im Gesang der Vögel erklingt,
> das im Schrei der wilden Tiere des Waldes ausbricht.

Dann den menschlichen Alltag mit seinen Höhepunkten, aber auch seinen Widersprüchen:

> Das OM des Lachens der Menschen und das ihres Weinens,
> das OM, das in ihren Gedanken und in ihren Wünschen mitschwingt,
> das OM ihrer Worte des Krieges, der Liebe oder der Geschäfte,
> das OM, das die Zeit und die Geschichte hervorbringen,
> das OM, das der Raum ertönen lässt, wenn er in die Zeit eintritt.

Schließlich gelingt es ihm sogar, die christliche Vision der Bedeutung von Jesus von Nazareth miteinzubeziehen: Die unendliche, zeitlose Weite des göttlichen Raumes ist in einer geschichtlich konkretisierbaren Person greifbar geworden:

Dieses OM ist plötzlich an einem Ort des Raumes, in einem Punkt der Zeit in seiner unteilbaren Fülle erschienen,
als der Menschensohn, Jesus, das Wort, der einzige Sohn Gottes,
aus dem Schoß Mariens geboren wurde.

Ich habe auch seine Anweisung, wie wir in die Meditation des OM einsteigen können, zu vermitteln versucht.

Die heilige Silbe OM, der *pranava* selbst, muss gemäß seiner drei oder vielmehr vier *mantras* meditiert werden. Die Meditation ihrer Teile je für sich führt auf natürliche Weise zu gewissen Resultaten spiritueller Ordnung, aber bleibt weit hinter dem letzten Ziel zurück, das allein der Mühe wert ist: dieser endgültige Zustand, »von dem man nicht wiederkehrt«. Genau der *upasana* – die Meditation – auf die vier Teil des *OM (AUM)*, und besonders auf jenes geheimnisvolle vierte Viertel, das unhörbar, *a-mantra,* und eben reine Stille ist, zeigt, dass zu einem gegebenen Moment ein Sprung gemacht werden muss, dass *Brahman* – oder wenn man will: das Erreichen des *Brahman,* das ich bin – nicht das Ergebnis irgendwelcher Anstrengung sein kann, weder einer körperlichen noch einer mentalen, noch einer intellektuellen, noch einer willensmäßigen oder affektiven. [...]

Was überhaupt kann der Mensch durch seine Anstrengungen erlangen? Was gibt es für ihn zu erreichen, was nicht schon wäre, was er selbst nicht schon wäre, weil er er selbst ist, von Ursprung her? Ist das *Brahman* nicht ohne Anfang und Ende? Zum *Brahman* zu gelangen ist für den Menschen nichts anderes als zu sich selbst im eigenen Ursprung, ohne Anfang noch Ende zu gelangen, und paradoxerweise hat der Akt des Zu-sich-Gelangens nichts zu tun mit der Zeit.[127]

* * *

Ein richtiger Wandertag, ich habe meinen Weg nach Les Genevez gelenkt, die große Kirche dieses kleinen Ortes ist mir ans Herz gewachsen. Sie ist Maria von Magdala gewidmet. Die Fenster greifen, so die offizielle Beschreibung, Stationen der Lebensgeschichte von Maria auf, vermutlich eher Lebensstimmungen, Erfahrungen, Neuprägungen als eigentliche Lebensstationen. Die Fenster wirken durch ihre Farben und verzichten auf figürliche Darstellungen.

Was mich heute in dieser Kirche an den Yoga erinnert hat, ist der Wechsel von den Fenstern im Kirchenschiff zu den Fenstern im Chor. Während sich die Fenster im Schiff durch ihre starken Farben und einen intensiven Farbdialog auszeichnen, verzichten die beiden Fenster im Chor auf Farben. Es gibt nur das strahlende, ungefilterte Sonnenlicht, ein paar wenige kleine Flächen sind in einem leichten Crème und Vanille eingefärbt. Wenn auch bei diesen Chorfenstern die Farben fehlen, so sind doch, wie eine Art Struktur, die Bleifassungen geblieben.

Ist der spirituelle Weg so, wie der Yoga ihn konzipiert, nicht ein Weg, der vom Farbenreichtum des individuellen Lebens zur Transparenz führt, hin zu einem Leben, das lichtdurchlässig, gottdurchlässig wird? Werden im Yoga die individuellen Färbungen nicht als Verfärbungen des Göttlichen betrachtet, Verfärbungen, die zu Gunsten einer größeren Transparenz aufzulösen sind? – In dieser Kirche dargestellt in Erinnerung an eine Frau, die mit der Erfahrung der Auferstehung zu den zentralen Gestalten der christlichen Anfänge gehört.

* * *

In einem großen Buchladen *samtosha* geübt! Ich hatte insgesamt etwa zwanzig Bücher in den Händen, sie faszinierten mich, ich hatte sicher mehr als hundert gute Gründe, sie zu erwerben – und ich habe kein einziges gekauft!

Müssten Yoga-Studios neben der Körperarbeit auch die Möglichkeiten des Sharings anbieten: mehrere Fahrzeuge, die günstig gemietet werden können, ein Büro, das Mitfahrgelegenheiten organisiert, leere Zimmer und Wohnungen vermittelt, eine Bibliothek mit spirituellen Werken…?

* * *

Sende dein Licht und deine Wahrheit,
sie sollen mich leiten.
Sie bringen mich zum heiligen Berg,
wo du wohnst.

Diese Sätze aus dem Psalm 43 habe ich der Beschäftigung mit dem Text über die Verklärung Jesu vorangestellt. Diese für mich zentrale Erfahrung Jesu ist nach wie vor vielen nicht bekannt: Dass Jesus in einer Meditation auf dem Berg Tabor eine andere Zeitebene oder die Zeitlosigkeit erfährt – das »wesenhafte Nun«, wie Meister Eckhart es bezeichnet –, in der ihm die Zeugenschaft des Mose und des Propheten Elja gegenwärtig wird, er erfährt sein eigenes Leben in der Mose- und Elja-Tradition geborgen, und in der ihm auch sein Tod in Jerusalem als folgerichtig aufgeht, sodass er angstfrei auf ihn zugehen kann. Das alles als Erfahrung eines Lichts, das ihn durchstrahlte und auch die drei Jünger, die mit ihm auf dem Berg meditieren, erfasst.

Das Taborlicht – eine innere Erfahrung, die in den spirituellen Traditionen der Ostkirchen als Zeichen der Authentizität gilt.

Von dir kommt alles Leben,
wenn du uns erleuchtest, sehen wir das Licht.[128]

OKTOBER

Dieses OM, in dem Du Dich mir durch alles hindurch aussprichst, in dem
Du mich Dir aussprichst, in dem Du mich mir aussprichst – es ist dasselbe
OM, das aus mir entspringt, in dem ich Dich ausspreche. Denn wer bin
ich, wenn ich bin, wenn nicht Du? Denn es gibt niemanden, der ist, außer
Dir. Wenn ich bin, kann ich nur Du sein. Nicht dieses Du, das ich Dir
gegenüber sage, wenn ich von mir rede, sondern ich bin das Du, das Du
Dir durch mich sagst. Solange Du nicht Du zu mir sagst, bin ich nicht, und
bist Du nicht.[129]

HENRI LE SAUX

Kappel, Ausbildungswoche für Meditation und Heilen, die Chakra-Woche.
Inwiefern orientiere ich mich an der Chakra-Lehre der Yoga-Tradition?
Inwiefern handelt es sich bereits um eine Umformung durch die westliche Eso-
terik? Caroline Myss, die mir mit ihren Chakra-Vorstellungen für das Heilen
günstig zu sein scheint: Hat sie ihr System selber gefunden, auf Grund ihrer
Hellsichtigkeit, hat sie bewusst auf das Yoga-System zurückgegriffen? Und
Ann Brennan? Was sieht sie, welchen Realitäten geht sie nach?

* * *

Wenn ich heute unterrichte, geht es mir beim Heilen vor allem um die Konzepte und um die Ermutigung der Teilnehmer, sich ihren Erfahrungen zu stellen. Und ich erinnere mich an die ganz ursprüngliche Freude an den Berührungen, als ich selber in diese Erfahrungen einsteigen konnte. Eine scheue
Freude – Berührung war ja für mich nicht vorgesehen.

Als Erstes lernte ich die Reflexzonenmassage kennen: einen Fuß, das Wunder-
werk eines Fußes in den Händen zu halten. Die alten Patres und Brüder, die
jungen Menschen, die mir dann ihre Füße hinhielten.

Als ich in Montevuala einen Shiatsu-Ablauf erlernte, und zwar den Ablauf, den ich ziemlich genau zwei Jahre davor im Akikawa-Shinmeikutsu und in Tokyo kennengelernt hatte... Einen ganzen Körper berühren und beleben zu können. – Es ist vor allem Shiatsu – neben der Yoga-Praxis –, das mir zur Hilfe wurde, Nähe zu suchen, Nähe zuzulassen, vielleicht sogar: meiner Sehnsucht nach Nähe auf die Spur zu kommen.

Und schließlich die Polarity-Verbindungen: das Verweilen in einer Berührung.

* * *

Der Reichtum unserer Hände in der Wahrnehmung.
Der Reichtum der energetischen Begegnungen auf kleinstem Raum.

* * *

In dieser Kurswoche geht es um die Erfahrung der Chakren-Räume im Körper. Damit sich diese Erfahrung leichter einstellt, richte ich die Yoga-Lektionen genau auf diese Wirkung aus.

So beginne ich am Montag mit der von Helen Gamborg[130] beschriebenen Entspannungsübung, in der die energetische Verbindung des Beckenraums mit den Beinen und der Erde bewusstgemacht wird. – Zuerst sollen die unteren Chakren gestärkt werden; erst gegen Ende der Yoga-Lektion werde ich die Übungen auf die Öffnung des Herzchakras ausrichten.

Die Übung »Mitfließen« in der Rückenlage: Mit Hilfe der Atembeobachtung wird die Aufmerksamkeit auf den Unterbauch bzw. den Beckenraum gelenkt. Die Energie wird dann vom Becken auf die Außenseite des rechten Beins geführt, auf der Außenseite nach unten geleitet, zur Außenkante des rechten Fußes; durch die kleine Zehe wird die Energie in den Raum abgegeben. Durch die große Zehe wird die Energie wieder aufgenommen, an der Innenkante des rechten Fußes entlang geführt, dann an der Innenseite des rechten Beins nach oben geleitet, so dass die Energie schließlich in den Beckenboden und in den Raum der unteren beiden Chakren fließen kann. – Dasselbe dann auf der anderen Seite bzw. mit dem anderen Bein.

Ich lasse die Teilnehmenden noch weitere Formen der Energielenkung ausprobieren.

Dann die Erdungsübung im Stehen: Aus dem Becken wird die Energie durch das rechte Bein in den rechten Fuß gelenkt und im Erdungspunkt des rechten Fußes gesammelt. In der Vorstellung wird die Energie vom rechten Erdungspunkt hinübergeleitet in den Erdungspunkt des linken Fußes. Dort wird sie aufgenommen und durch den Fuß und das linke Bein nach oben ins Becken geleitet.

Die Übung kann auf zwei Arten intensiviert werden:
indem das Gewicht stark auf das jeweilige Bein abgegeben wird – man kann das entsprechende Knie leicht beugen: auf das rechte Bein, wenn die Energie vom Becken nach unten fließt, auf das linke Bein, wenn die Energie vom Fuß nach oben zum Becken fließt;
indem der Rhythmus des Energieflusses mit dem Rhythmus der Atmung gekoppelt wird: Während des Ausatmens fließt die Energie durch das rechte Bein nach unten, während des Einatmens wird die Energie nach oben in den Beckenraum gezogen.

Sicher werde ich auch die folgenden Übungen einsetzen:
- das Senken des Beckens, wie es in der Kum-Nye-Tradition geübt wird[131],
- den Stand bzw. den Berg – mit der Energielenkung, die Boris Tatzky vorsieht[132],
- die kleine Brücke: vorerst als langsame Bewegung, dann als Stellung in der Variante, bei der das Becken durch die aufgestützten Arme gehalten wird, dann als Stellung in der Variante, in der die Arme hinter dem Kopf auf den Boden gelegt und gedehnt werden, in der die Stellung also von einer intensiven Dehnung der Körpervorderseite lebt,
- die Position in der Rückenlage, bei der die Arme ausgebreitet werden. Ich nutze sie, um den Raum des Herzchakras mit den Nebenchakren in den Handflächen zu verbinden,
- als Abschluss im Stehen das Andreaskreuz: im Sinne der Energielenkung werde ich mit meinen Impulsen dazu anregen, die Bereiche des Wurzel- und des Sakralchakras, das Becken, mit den Beinen und Füßen bzw. den Bereich des Herzchakras, den Brustraum, mit den Armen und Händen zu verbinden.

* * *

Die Angst um mein Knie. Im Rückblick das Staunen darüber, wie selbstverständlich ich das Knie brauchen konnte.

* * *

Ich teile Henri Le Saux' Staunen, wenn ich mich mit spirituellen und mystischen Schriften der hinduistischen und buddhistischen Traditionen beschäftige.

> [Wer] mit den Upanishaden in Berührung kommt, kann sich der
> Anziehungskraft ihrer Grundlehren nicht entziehen und wird ihren
> Wahrheitsgehalt nicht in Abrede stellen.[133]

* * *

Ein Gebet, ich teste es, ob es als ganzes taugt – oder einzelne Strophen daraus –, um mein regelmäßiges Meditieren einzuleiten oder abzuschließen.

> Du bist und bist auch nicht. Du bist, weil durch dich ist,
> Was ist; und bist nicht, weil du das, was ist, nicht bist.
>
> Du bist das Seiende und das Nichtseiende,
> Seingebende und von dem Sein Befreiende.
>
> Du bist einfaches Licht, und siebenfache Farben
> Sind Welten, die durch dich den Schein des Seins erwarben.
>
> Durchs Licht erscheinen sie, das Licht nicht sind die Farben,
> Im Lichte sind sie dann, wann sie im Scheine starben.
>
> Du bist einfacher Ton, die siebenfachen Saiten
> Der Weltenleier sind's, die dich mit dir entzweiten.

Du bist der Grundton, der in sieben Strahlen träuft,
Die Leiter nieder- und zurück zum Anfang läuft.

Du selber bist der Laut und bist der Lautenschläger,
Und alle Schwingungen der Seele deine Träger.

Du bist des Morgens Hauch, du bist des Abends Luft,
Du bist des Frühlings Strauch, du bist des Herbstes Duft.

Du bist's und bist es nicht, du bist wie Tag und Jahr,
Der Kreis, der in sich kreist, unwandel-wandelbar.

Das Rätsel staun' ich an und will es lösen nicht,
Weil sich die Lösung in mein eignes Sein verflicht.

Du, Wunderbarer, gabst mir Lust am Wunderbaren;
Mich, Ewigklarer, labst du mit dem Dämmerklaren.[134]

Normalerweise mag ich es nicht, wenn Gebete zur Belehrung eingesetzt werden, aber bei diesem Gedicht von Friedrich Rückert stört mich diese Kombination nicht. Der Gebetsanteil ist für mich größer und trägt mich, oder, wie es in der zweitletzten Strophe heißt, das Gedicht holt mich, auch in den belehrenden Worten, in ein Staunen hinein, das mein Herz öffnet.

Das Gebet führt mich durch Erfahrungen, mit denen ich gern einverstanden bin:

Du bist, weil durch dich ist, / Was ist
Du bist das Seiende [...], Seingebende.

Es sensibilisiert mich aber auch für Erfahrungen, denen ich lieber ausweiche, die ich tendenziell verdränge:

Du bist [...] das Nichtseiende, / [...] von dem Sein Befreiende.

Mit starken Bildern bringt es mir nahe, dass Gott zwar in allem gegenwärtig:

> Du bist einfaches Licht […]. / Du bist einfacher Ton,

zugleich aber auf der Ebene der Phänomene nicht fassbar ist:

> das Licht nicht sind die Farben, / Im Lichte sind sie dann, wann sie im
> Scheine starben. […] die siebenfachen Saiten / Der Weltenleier sind's, die
> dich mit dir entzweiten.

Mein Alltag, meine alltägliche Wahrnehmung, ist von Gegensätzen geprägt (Morgen – Abend, Frühling – Herbst, das Seiende – das Nichtseiende, das Seingebende – das vom Sein Befreiende), das Absolute aber ist wertungsfrei in beiden Gegensätzen präsent und zugleich das neutral Verbindende:

> Der Kreis, der in sich kreist, unwandel-wandelbar. / Das Rätsel.

Dies alles gilt nicht nur für die Welt um mich herum, es gilt zutiefst auch für mich selbst; ich bin das Rätsel, und meine Bewusstwerdung im Laufe meiner Biographie die Lösung des Rätsels.

Eine vom mystischen Erleben geprägte Strophe: Gott ist alles in allem:

> Du selber bist der Laut und bist der Lautenschläger,
> Und alle Schwingungen der Seele deine Träger.

Ich habe gelesen, dass Friedrich Rückert auch Dschelaladdin Rumi übersetzt hat. Hat er diese Strophe von ihm?

> Die Liebe zu Dir erschuf mich zum Saitenspiel der Welt,
> Du schlugst mich und enthülltest, was meine Seele hält.
> So bin ich zur Harfe geworden an Klang und an Gestalt.
> Dein Schlag nur ist es, Dein Fühlen, was aus mir schluchzt und schallt.[135]

* * *

Ich versuche dieses Gebet an den Anfang meiner täglichen Meditation zu setzen, denn ich denke, dass es genau die »Lust am Wunderbaren« ist, die mich seit Jahren am Meditieren hält. Ob es/Es mir allmählich dämmert – wie das Gebet es am Schluss erbittet oder festhält?

* * *

Die Quelle selbst lässt sich niemals finden, sie ist immer tiefer und ferner als alles, worin sie sich manifestiert, und ist doch ganz immanent in ihrer Manifestation.[136]

HENRI LE SAUX

* * *

Wer sein Glück im Innern findet,
der ist ein »Yogin«, er ist der Urgrund geworden,
und er gelangt zum Erlöschen im Urgrund.[137]

Ist mein »Hausdichter« Werner Lutz auch ein Yogin, wenn er sich den folgenden Stoßseufzer leistet?

In Ruhe abwarten
bis mir einfällt
wie ich mich auflösen kann[138]

Eigentlich ein Meditationsmotto: mir zuschauen, wie das »Ich« immer weniger notwendig ist, immer weniger gebraucht wird, für Augenblicke sogar verlassen werden kann – ohne dabei die Ruhe zu verlieren. Die Stabilität des Sitzens und die Kontinuität der Atembewegung garantieren (mir – mir?), dass keine Panik aufkommen kann, wenn der Rückbezug auf das »Ich« aufgelöst wird.

* * *

Die Mönchsregeln der christlichen Tradition sehen vor, dass sich die Mönche in der Nacht zum Gebet versammeln und dann das zweite Mal in der Dämmerungszeit, wenn die Nacht allmählich in den Tag übergeht, mit dem Ziel, dass der abschließende Lobgesang mit dem Aufgang der Sonne zusammenfällt: In der Sonne werden die göttliche Schöpfungskraft, der auferstandene Christus und der zukünftige Weltvollender begrüßt. – Eigentlich könnte dieser Lobgesang durch den Sonnengruß ersetzt werden. Ich erinnere mich an die Pilger und Betenden in Varanasi, die im Rahmen ihrer morgendlichen Waschungen den Sonnengruß vollzogen.

* * *

Sätze aus der Predigt 53 von Meister Eckhart: Gott, der zur Spur geworden ist und dennoch unauffindbar, ein Klang und doch unhörbar, ein Wort und doch in keine Sprache integrierbar:

> Gott ist ein Wort, ein unausgesprochenes Wort.

> Gott ist ein Wort, das sich selbst ausspricht.

> Gott ist ausgesprochen und ist unausgesprochen.

> Alle Kreaturen wollen Gott aussprechen in allen ihren Werken. Sie
> alle sprechen ihn aus, so annähernd sie es vermögen; sie können ihn
> jedoch nicht aussprechen. Ob sie wollen oder nicht wollen, es sei ihnen
> lieb oder leid: Sie alle wollen Gott aussprechen, und er bleibt doch
> unaussprechbar.[139]

* * *

In meiner Meditationspraxis erfüllt mich ein Bild, das ich bei Meister Eckhart gefunden habe, ein Bild für die doppelte Ausrichtung bzw. die doppelte Aufgabe der Seele. Das eine Mal spricht er vom doppelten Antlitz der Seele, das andere Mal von den beiden Augen der Seele.

> Die Meister sagen, die Seele habe zwei Antlitze; und das obere Antlitz
> schaut allezeit Gott, und das untere Antlitz blickt etwas abwärts und [es]
> unterweist die Sinne. Das oberste Antlitz aber, das ist das Höchste der

Seele, das steht in der Ewigkeit und hat nichts zu schaffen mit der Zeit und weiß nichts von der Zeit noch vom Leibe.[140]

Es ist vor allem das nach oben, auf Gott gerichtete Antlitz. Die Zeit der Meditation ist die Zeit dieses Antlitzes. Im Alltag dominiert vor allem das nach unten gerichtete Antlitz; in der Meditation gebe ich dem oberen Antlitz Raum. Auch das obere Antlitz ist sinnlich bestimmt (»schauen«), also rechnet Meister Eckhart damit, dass es etwas/jemanden zu sehen gibt, dem oberen Antlitz würde sonst die Möglichkeit, sich zu orientieren, fehlen. Oder ist das »Schauen« nur eine formelhafte Wendung für die Kontemplation? Denn an anderen Stellen seiner Predigten ist ja die Seele, dieser oberste Bereich oder der Urgrund der Seele, mit Gott so verwandt, dass es nichts mehr zu schauen gibt. Oder ist es das sprachliche Ringen, das nur in unterschiedlichen und widersprüchlichen Formulierungen dem Absoluten, das unsagbar ist, gerecht wird?

Das Bild des oberen Antlitzes meldet sich gelegentlich auch während des Tages, wenn ich unterwegs oder am Arbeiten bin, während Begegnungen: Ein Teil meiner Seele ist absorbiert, angeschlossen, zu Hause; sie widmet sich einer wesentlichen Aufgabe, deren Erfüllung glücklicherweise nicht von meinem Willen abhängt.

Die Wendung vom »unteren Antlitz«, das die Sinne unterweist, erinnert mich an Vorstellungen, die mir auch in der Yoga-Tradition entgegenkommen, Vorstellungen, die mit Sinnesschulung, Disziplinierung, Askese zu tun haben.

> Der Lebenspraxis wird besonders im klassischen Yoga eine wichtige instrumentelle Funktion zugeschrieben: Wie das Pflügen des Feldes unumgänglich ist, damit die Saat auf gut bestelltem Boden aufgehen kann, so ist auch ein von ethischem Handeln geprägtes Leben unverzichtbare Voraussetzung für die tiefere spirituelle Erfahrung.[141]

> Halten wir fest: Die Sinne sind notwendigerweise nach außen gerichtet, um dem Menschen Erfahrungen […] der objektiven Welt zu vermitteln. Diese Wahrnehmungen und Erfahrungen sind ambivalent: Einerseits gerät der Mensch durch sie in die Versuchung, sich an die Außenwelt zu verlieren, andererseits sind sie auch nötig und nützlich, denn wir

leben in dieser Welt und müssen uns in ihr orientieren und bewegen. *Pratyahara* will darum den Schüler nicht dazu anhalten, sich von einer im dualistischen Sinne negativ bewerteten Welt völlig loszusagen, sondern ihn befähigen, die Sinne zu zügeln, d. h. sie recht zu gebrauchen. [...] *Pratyahara* will den Weg bereiten für die Erfahrung des Höchsten. Wem diese Erfahrung zuteil geworden ist, wird umso eher fähig und willens sein, die Sinne, wenn nötig, von den Objekten zu distanzieren, da er alles, was die kontingente Welt ihm zu bieten hat, als vergänglich erkannt hat.[142]

* * *

Eine junge, behinderte (Down-Syndrom) Frau hat mich in ein Gespräch verwickelt; sie wollte wissen, was ich beruflich tun würde. Als ich ausholen und ihr erklären wollte, dass ich einen etwas eigenartigen Beruf ausübe, ich würde nämlich Meditationsseminare leiten, unterbrach sie mich: Auch sie meditiere, regelmäßig, immer nach dem Mittagessen trinke sie eine Tasse Tee, still, gesammelt, und anschließend lege sie sich hin, für etwa zwanzig Minuten, und lasse alle ihre Kräfte, die sie während des Vormittags verloren habe, wieder zu ihr zurückfließen. Diese Meditation zwischen Mittagessen und Nachmittag sei für sie ganz wesentlich.

Die Klarheit dieser Frau beeindruckte mich. Mein übliches Bedürfnis, Aussagen zur Meditation zu differenzieren und ihnen den Charakter einer Ermutigung zu geben, war wie aufgelöst. Nach einer Pause, die von der Freude erfüllt war, dass uns eine ganz wesentliche Erfahrung verband, kam von ihr eine weitere Frage: Und erleben Sie in der Meditation auch Gott? Für die Antwort auf diese Frage brauche ich im Normalfall mindestens eine Stunde, denn so viel will als Vorverständnis geklärt und abgesichert sein... In diesem Augenblick genügte das einfache Ja.

Wir trennten uns, indem wir für den Nachmittag einen Zeitpunkt der gemeinsamen Meditation absprachen, sie in ihrer Küche und auf dem Sofa, ich während der Rückfahrt in der Bahn.

* * *

Heute eine Reaktion, die ich in Seminaren, in denen wir unser Meditieren den Beziehungen widmen, öfters antreffe.

Bei den Übungsimpulsen variiere ich; ich finde es wichtig, nicht nur ganz nahe, intensive Beziehungen zu meditieren, sondern auch ganz alltägliche, Menschen beispielsweise, denen wir beim Einkaufen begegnen, Menschen, mit denen wir über den Beruf in Verbindung kommen, sei es unser Beruf, sei es deren Beruf. In diese Seminare gehören aber auch die spirituellen Beziehungen, Menschen, denen wir eine Einsicht, eine Erfahrung spiritueller Art verdanken, Einsichten und Erfahrungen, die sich im Augenblick der Begegnung einstellen können, aber auch Einsichten und Erfahrungen, die sich oft Jahre danach als Gewissheit und als Gewinn herausstellen. Spirituelle Beziehungen müssen zeitlich nicht lange dauern, es ist ihre Intensität, ihre Stimmigkeit, die sie auszeichnet, ein Gefüge, das es uns erlaubt, eine Einsicht oder eine Erfahrung aufzunehmen.

Die Reaktion: Jemand ist zwar durchaus bereit, dankbar zu meditieren, wer für ihn »Meister« war und eine Erfahrung ausgelöst hat. Aber er weigert sich, anzuerkennen (und zu meditieren), dass auch er anderen Personen Einsichten und Erfahrungen vermittelt hat.

Im Gespräch mit Yoga- und Meditationslehrern ist dies oft Thema: Was vermitteln wir wirklich? Was geht von uns aus? Welche Verantwortung tragen wir?

* * *

Gemeinsam mit einem Freund habe ich mir vorgenommen, in der nächsten Zeit jener Ansprache Buddhas viel Gewicht zu geben, in der er betont, wir Menschen sollten uns immer wieder vor Augen führen:
- dass wir alle einem natürlichen Alterungsprozess ausgesetzt sind,
- dass Erkrankungen zu unserem Leben gehören,
- dass wir früher oder später auf den Tod zugehen,
- dass wir deshalb auch die Bindungen an all das, was uns materiell, kulturell oder geistig wichtig ist, früher oder später aufgeben werden,
- dass wir als Menschen für unser Tun und Nicht-Tun Verantwortung tragen.

Es überrascht uns beide – sind wir schon so reif, oder geht es uns gesundheitlich noch so gut, oder haben wir gar nicht verstanden, was Buddha wirklich
meinte? –, dass wir mit den ersten drei Tatsachen wenig Mühe haben. Wir
sind einverstanden damit, dass wir altern, dass wir in unserem Alter vermehrt
mit Schwächen und Krankheiten zu rechnen haben – rechnen wir insgeheim
eher mit den Fortschritten der Medizin bzw. mit der rechtzeitigen Intuition
unseres Hausarztes? –, dass der Tod das absehbare Ende unserer Biographie
bedeutet. Unser Zögern beginnt bei Punkt 4. Wir haben Mühe, die gedank-
liche Konsequenz Buddhas nachzuvollziehen. Bedeutet unsere Sterblichkeit
notwendigerweise auch die Abwendung von der Fülle und dem Reichtum des
Lebens?

Können wir, europäisch geprägt und in einem gesicherten Leben zu Hause, die
Folgerichtigkeit dieser buddhistischen Aussagen überhaupt aufnehmen? Ähnlich geht es uns mit Punkt 5, der Betonung der Karma-Vorstellung.

Buddha hat in seinem Erwachen erfahren, dass sich der Mensch aus allen
Abhängigkeiten befreien kann, auch aus den Fesseln der Karma-Lehre. Das
Erwachen lässt den Menschen entdecken, wie wenig ihn die Vorstellungen und
die durch sie geprägten Erfahrungsmuster festhalten, er ist frei. So frei, dass
Altern, Krankheiten, Sterben, Bindungslosigkeit nur noch vollziehen, was im
Bewusstsein bereits Realität geworden ist.

Ich habe mir vorgenommen, mir Buddhas Gedankengang nicht intellektuell
einzuprägen, sondern den Folgen nachzugehen, die die Einsichten im Hinblick
auf das alltägliche Verhalten auslösen. Ich will mein Verhalten im Blick behalten. So heißt es[143]:
- Zeichen dafür, dass jemand den Alterungsprozess akzeptiert: Sein Verhalten wird maßvoller und beherrschter.
- Zeichen dafür, dass jemand mit Krankheiten rechnet: Er verfällt nicht so
  leicht dem Hochgefühl der Gesundheit und dem Irrtum, dass sie immer
  anhält. Er wird mehr und mehr auf seine Gesundheit achten und mit seinem Körper schonend umgehen.
- Zeichen dafür, dass jemand um seine Sterblichkeit weiß: Sein Verhalten
  wird besonnener und ernster.

- Zeichen dafür, dass jemand seine Bindung an materiellen, kulturellen und geistigen Besitz aufgeben kann: Sein Drang zum Festhalten wird schwächer und weicht heiterem Gleichmut.
- Zeichen dafür, dass jemand seine Verantwortung bewusst lebt: Sein Verhalten (Körper, Sprache und Geist) wird maßvoller und beherrschter, er wird schlechtes Verhalten immer leichter aufgeben.

NOVEMBER

Lass [...] das Licht herein, wann auch immer, wo auch immer du kannst.
Und wenn du den Lichtschein eine Weile gehegt hast, lass ihn wieder
gehen, gib ihn weiter, lass es fließen, und du wirst später sicher mehr
davon bekommen.

Arbeiten am Herzen [...] brauchen ein Leben lang Zeit.[144]

ROBERT LAX

In der Epiphanie des Seins in ihrem Herzen hat die Seele die Offenbarung
der Unangemessenheit jeder Formulierung des Seins erhalten. Die
Erfahrung der Nichtdualität, selbst wenn man sich ihr nur angenähert
hat, vollzieht in der Seele, mehr als alles Übrige in ihrem Leben, eine
drastische Psychoanalyse. Die Seele wird sich mehr und mehr – zweifellos
unbewusst, aber die Ergebnisse dieses Erfassens des subliminalen
Bewusstseins sind sehr deutlich – der subjektiven Elemente bewusst, die
in ihre Wahrheits- und Werturteile eingegangen sind.[145]

Ein schwieriger, aber entscheidender Gedankengang von Henri Le Saux. Ich
halte für mich fest:

- Je mehr mir das Absolute / Gott aufgeht, desto weniger kann ich darüber
  sprechen, weder in eigenen Worten noch in den tradierten Worten der Religionen.
- Das Absolute / Gott entzieht sich den Polaritäten (und den mit ihnen ver-
  bundenen Wertungen), in denen wir auf der Ebene der Sinne erleben und
  in denen wir auch gerne denken, in denen wir sogar das Absolute / Gott
  erfassen und integrieren möchten.
- Ich muss skeptisch bleiben, nicht nur meinen eigenen Worten und Kon-
  zepten gegenüber, sondern auch den offiziellen Worten gegenüber, auch sie
  sind von Absichten, Wünschen und Ängsten geprägt.

- Subliminal: Henri Le Saux benützt einen Begriff der Werbepsychologie; mit »subliminal« wird ein so kurzes Signal bzw. eine so kurze Wahrnehmung bezeichnet, dass es / sie uns nicht bewusst wird, aber es tut seine Wirkung. – Die Gotteserfahrung als Kleinstsignale, die uns allmählich verändern und beeinflussen, auch wenn wir sie im Bewusstsein nicht registrieren.
- Die nicht-duale Erfahrung des Absoluten / Gottes lässt uns bewusst werden, wie unangemessen, ich-bezogen unsere gängigen Gottesvorstellungen sind.

* * *

Meditation: Meine »Formel« Abba OM, die ich bei der Kontemplation seit Jahrzehnten einsetze, hat sich mir im letzten Seminar, ohne dass ich das beabsichtigte, mit dem ersten Teil des Logions 77 aus dem Thomasevangelium verbunden. Es war mir selber nicht einmal bewusst, dass mir diese schon oft gelesenen Sätze nachgingen und einholen wollten.

> Jesus sprach:
> Ich bin das Licht, das alle Menschen erleuchtet.
> Ich bin das Ganze. Das Ganze ist aus mir hervorgegangen und das Ganze ist mir zugekommen.
>
> Spaltet Holz, ich bin da.
> Hebt einen Stein auf, ihr werdet mich dort finden.[146]

Ich lasse es geschehen. Und versuche es so zu verstehen, dass sich die liebevolle, vertrauensvolle Anrede Gottes mit der Lichterfahrung, mit der Lichtsehnsucht verbindet und dass das Umfassende des OM mit dem Ganzen, dem Sinnzusammenhang der Schöpfung und meines Lebens, eine gegenseitige Verflechtung eingeht.

Als sich in der Meditation diese Verbindung einstellte, erfüllte mich eine starke Freude.

Die Jesusaussage – wurde mir klar – beschreibt im Sinne des Thomasevangeliums zum einen die durch Jesus initiierte Vermittlung der Lichterfahrung und der Erfahrung, in einem Ganzen aufgehoben zu sein, zum andern aber auch die Einladung, diese Erfahrung als eine eigene, unvermittelte Erfahrung zuzulassen.

Ist die zweite Hälfte des Logions noch Zukunftsmusik? Dass sich in allem, was ich tue, anpacke, und bei allem, dem ich mich stelle, dieselbe innere Vertrautheit mit Gott lebbar ist – wie während der intensivsten Momente der Meditation? Ein zuversichtliches Holzspalten, Steineheben?

* * *

Es gibt in Wahrheit keinen Platz in mir, wo »ich« im Wesen nicht auch Gott wäre, und wo Gott im Wesen nicht auch ich wäre; denn da, wo ich bin, bin ich nur, weil Gott da ist, und Gott ist nur da, weil ich da bin.

Man muss also an einen Punkt kommen, wo jeder reflexive Akt aufhört, wo jeder Versuch zu imaginieren, jeder Versuch zu denken machtlos bleibt.

Das ist der Ort und der Moment des *sva-prakāśa ātman,* des aus sich selbst leuchtenden Selbst… und in diesem Ort verschwindet der Raum, in dem er an sein Ende gekommen ist; und in dieser Zeit hat sich die Zeit aufgelöst, indem sie an ihre Grenze gekommen ist.[147]

HENRI LE SAUX

* * *

Vor dem die Worte und Gedanken umkehren,
ohne Ihn zu erreichen –
wer diese Seligkeit Brahmans kennt,
hat keine Furcht mehr![148]

Die Formulierung einer spirituellen, ja mystischen Erfahrung in der Taittirīya-Upanishad: Meine Worte und Gedanken erreichen und erfassen Gott nicht. Und – nun das überraschende Bild – sie kehren zu mir zurück. Sie sind aber nicht mehr dieselben, sie sind um eine Erfahrung reicher geworden, um die Erfahrung ihres Ungenügens, oder positiv formuliert: um die Erfahrung, dass es Erlebensdimensionen gibt, die sich ihnen zeigen und gleichzeitig entziehen. Deshalb vermitteln mir die zurückkehrenden Gedanken nicht Frust und Ratlosigkeit, sondern Glück und Furchtlosigkeit – Furcht, vermutlich auch hier: Angst vor dem Tod –; die scheinbare Begrenzung des menschlichen Lebens hat nichts Beängstigendes mehr.

Die Worte und Gedanken als Boten einer Erfahrung, die sich dem sprachlichen Bewusstsein nicht vermittelt.

Dieser alte Text erinnert mich an eine Formulierung des walisischen Dichters Ronald Stuart Thomas. Das Gedicht *Im Warten* schließt er mit der Beschreibung des meditierenden Betens. Er wagt Gott mit einem »Du« anzusprechen, weiß, dass dies ein Wagnis, ein Risiko ist, stellt sich vor, wie dieses Du bis ins Absolute vordringt und von dort – möglicherweise, vielleicht einmal – als ein Echo zurückkehrt. Die letzten Zeilen des Gedichts lauten:

> Als ich jung war, sprach ich das Du aus.
> Im Alter tue ich es noch immer,
> aber seltener jetzt, wobei ich mich
> weit hinaus lehne über eine unendliche Tiefe,
> Deinen Namen losschicke und warte,
> irgendwo zwischen Glaube und Zweifel,
> auf die Echos seiner Ankunft.[149]

* * *

Friedrich Rückert hat sich während seiner Professur für orientalische Sprachen in Erlangen auch mit dem Sanskrit beschäftigt, 1828 hat er erste Nachdichtungen von Sanskrit-Texten vorgelegt. Ich staune immer wieder, wie genau er in seiner Gedichtsammlung *Die Weisheit des Brahmanen* die Grundhaltung der indischen Spiritualität aufnimmt und wiedergibt und sie oft mit Aussagen christlicher Mystiker verknüpft. Erstaunlich, wie ihn die Begegnung mit der islamischen und indischen Mystik über den württembergischen Protestantismus hinausführt.

Du gehest ein in mich, und ich geh' in dich ein;
Dich atm' ich ein und aus, ein Hauch von dir mein Sein.

Ich höre dich in mir, und in dir fühl' ich mich,
Und alles sieht mein Aug' in dir, in allem dich.

Du bist das Licht von mir, ich bin von dir der Schatten;
Ich möcht' in dir zergehn, die Welt will's nicht gestatten.

Du bist das Licht in mir und zehrest auf von innen
Den Schatten, dass er muss der Welt zum Trotz zerrinnen.

O zehr die Welt in mir nur auf mit deinem Glanz,
Die mir nur halb genügt, nur du genügst mir ganz.[150]

Das Gedicht erinnert mich zum einen an die Vorstellung des Taborlichtes, von dem in der ostkirchlichen Spiritualität die Rede ist, zum andern an die Überlegungen der Chandogya-Upanishad, dass unsere Sinnestätigkeiten, wenn unser Bewusstsein mit dem Absoluten verbunden ist, zwar weiterhin funktionieren, aber gleichzeitig diese Verbundenheit intensivieren, als ob das Göttliche die Sinne »übernommen« hätte:

Wenn das Auge sich auf den kosmischen Raum richtet, so ist es der Purusa im Auge, der sieht, das Auge ist nur ein Organ des Sehens. Wenn man hier etwas riecht, so ist es der Atman, der riecht, die Nase ist nur ein Organ des Riechens. Wenn man sich bewusst ist, dass man sprechen will, so ist es der Atman, die Rede ist nur das Organ des Sprechens. Wenn man sich bewusst ist, dass man hören will, so ist es der Atman, das Ohr ist nur das Organ des Hörens.

Wenn man sich bewusst ist, dass man denken will, so ist es der Atman, der Verstand ist sein göttliches Auge. Mit diesem göttlichen Auge, dem Verstand, schaut er die Wünsche und freut sich in der Brahman-Welt.[151]

* * *

Im Hinblick auf ein Seminar zur Stress- und Burnoutprophylaxe beschäftige ich mich erneut mit der »Muße«. Muße: jene Balance zwischen Nichtstun und Aktivität, jene Präsenz, die uns bei dem, was wir tun – oder nicht tun – aufleben lässt, jene Momente, »die ihren Wert in sich selbst tragen und die nicht der modernen Verwertungslogik unterworfen sind«[152].

Ich versuche meine eigene Yoga-Praxis wahrzunehmen, auch meine Art, Hatha-Yoga zu vermitteln:
Kennt mein Yoga die Muße? Oder tendiert mein Yoga zur Leistung, getarnt als Fitness, als Askese, als spirituelle Schulung?
Darf Yoga überhaupt Muße sein, oder geht dann die formende Kraft des Yoga verloren?
Kann Yoga zu einem kreativen Freiraum werden, oder ist er durch die vielen Vorgaben dazu verurteilt, ein einengender Übungsparcours zu bleiben?

Ulrich Schnabel weist in einer Fußnote seines Buches *Muße* auf die Problematik hin:

> Dieses Denken [dass all unsere Handlungen einem Zweck und Ziel unterzuordnen sind] wird auch von manchen Entspannungsratgebern gefördert, die Yoga oder Meditation mit dem Versprechen anpreisen, man würde dadurch leistungsfähiger, konzentrierter und effektiver im Arbeitsleben. Damit werden selbst Entspannung und Spiritualität zu Werkzeugen des Leistungsdenkens umfunktioniert.[153]

* * *

> Die zentrale Botschaft des Yoga lautet: Jeder Mensch ist von Natur aus ausgeglichen und ganz, und dieses ausgeglichene innere Selbst kann nicht ein für alle Mal zerstört oder beschädigt werden. Es ist unser immanentes Wesen. Yoga ist eine Methode, das Bewusstsein für dieses innere Selbst zu verstärken.[154]

SANDRA ANDERSON / ROLF SOVIK

Wie unterschiedlich mich die Yoga-Praxis beschäftigt! Heute stand das Körpertraining im Vordergrund. Ich konnte ganz in der Wahrnehmung aufgehen, wie der Körper – wie ich – auf die Bewegungen und Positionen reagiert, sich verändert, sich jeweils anders anfühlt.

Vorgestern war es anders: Vorgestern wollte der Vollzug der Asanas, ohne eine Absicht meinerseits, zum Gebet werden. Die Gesten, Bewegungen und Haltungen wurden zu einer Sprache, die ich nicht verstand, die ich aber zuließ und respektierte. Ich ahnte ihre Bedeutung, ohne mitreden zu können. Ich genoss es, in diese fremde Sprache aufgenommen zu sein; ich hörte, wie sie durch die Bewegung entstand.

Irgendwo habe ich mal gelesen, dass jede Körperhaltung eine Botschaft darstellt, eine Botschaft, mit der wir uns den andern mitteilen, aber ebenso eine Botschaft an uns selber. – Das Gebet meiner Bewegungen und Haltungen, wem galt es? Vielleicht Gott? Vielleicht mir, nur mir? Brauchte ich es, ins Gebet zu kommen?

Wenn ich in der Meditation sitze, aufgerichtet, in meiner ganzen Größe – auch eine Botschaft, Gott gegenüber, mir selber gegenüber, die Verkörperung eines Gottesbildes: Gott will mich groß, gesammelt, bei mir, unverrückbar.

* * *

In eben jenem Sein Gottes, wo Gott oberhalb von Sein und oberhalb von Unterschiedenheit ist, da war ich selber, da wollte ich mich selber und erkannte ich mich selber, um diesen Menschen [mich] zu erschaffen. Darum denn bin ich meinem Sein nach, das ewig ist, die Ursache meiner selbst, jedoch nicht meinem Werden nach, das zeitlich ist. Und darum bin ich ungeboren, und gemäß der Weise meiner Ungeborenheit vermag ich niemals zu sterben. Der Weise meiner Ungeborenheit entsprechend, bin ich ewiglich gewesen und bin ich nun und werde ich ewiglich bleiben. Was ich der Geborenheit nach bin, dies wird sterben und zunichte werden, denn es ist sterblich; darum muss es mit der Zeit zugrunde gehen.[155]

Meister Eckhart zu lesen ist wie das Erlernen des Kopfstandes…

Nach dem Modell, das er dem Neuplatonismus verdankt, gibt es den Menschen – gibt es mich – schon immer, ewig, und zwar in Gott. Als Teil, als Idee im Innern des Göttlichen. Unter dieser Voraussetzung kann jeder Mensch von sich selber sagen: Ich bin meinem Sein nach, das ewig ist, die Ursache meiner selbst, oder: Gemäß der Weise meiner Ungeborenheit vermag ich niemals zu sterben. Im Hinblick auf das konkrete Leben, das wir führen, gilt aber ebenso: Was ich der Geborenheit nach bin, dies wird sterben und zunichte werden, denn es ist sterblich.

Meister Eckhart mutet uns ein »Doppelleben« zu, ein ermutigendes, aber kein leichtes Doppelleben. – Das doppelte Antlitz der Seele, die beiden Augen der Seele.

> Eine wirklich mystische Erfahrung führt zu der Einsicht, dass es den Tod gar nicht gibt: Das, was stirbt, ist lediglich die Form, in der sich das Eigentliche ausdrückt. Geborenwerden und Sterben sind nichts anderes als Anfang und Ende einer bestimmten Manifestation der Ersten Wirklichkeit. Diese selbst bleibt davon vollkommen unberührt. Jeden Augenblick vollzieht sich in der Evolution ein Geborenwerden und Sterben. Gott ist Kommen und Gehen.[156]

* * *

Mein Körper ist Rhythmus…

* * *

Bei Sylvie Germain den Begriff des »corps obscène« gefunden. Sie meint damit den Körper, der nicht beseelt ist, den Körper, der nur noch um sich kreist. Ist der »obszöne Körper« auch jener Körper, von dem uns die Yoga-Praxis wegbringen will?

> »Der obszöne Körper«, das war nichts anderes als ein Körper, der ganz auf das Fleisch ausgerichtet war, das bloß Ruhe, Unterhaltung und

angenehme, sprich: betäubende Empfindungen wollte. […] Das war ein Körper, der so stark mit sich selbst beschäftigt war, dass von seiner verdunkelten Seele keinerlei Glanz mehr ausging. Das war ein Körper, der sich als ein in sich geschlossenes Ganzes aufspielte, auf sich selber fixiert, der die Freude an allem nur sich selber zukommen ließ. […] Der obszöne Körper war vor Eitelkeit und Gier ganz aus dem Häuschen, er kreiste um seinen eigenen Bauch und um seinen Unterleib.[157]

* * *

Dankbarkeit gegenüber dem Meister.

Ich kenne diese Dankbarkeit vor allem P. Marie-Josèphe Ruckstuhl gegenüber. Seine herzliche Art, meinen Vater und mich durch die Kartause La Valsainte zu führen, seine ermutigende Art, mich schon früh zur Meditation einzuladen, seine Bereitschaft, mich weiterhin zu begleiten, auch wenn mein Leben nicht das Leben eines Kartäusers wurde, sein Leuchten bei meinen Besuchen in seiner Zelle. Meine Erinnerung an ihn ist ein leuchtendes Gesicht.

Dankbarkeit kenne ich auch Tetsuo Nagaya Kiichi Roshi gegenüber. Wenn ich ihm begegnete, kamen mir stets eine liebevolle Sendung entgegen – ich bin schon alt, das Reisen ist mühsam, aber für Euch komme ich, um meine Erfahrung mit Euch zu teilen, diesem Auftrag will ich treu bleiben –, aber auch ein Verweilen, das seine Mitte überall, nicht nur in Japan, sondern auch in der Schweiz, in Deutschland und Österreich besaß.

Nur sitzen
still sitzen
allein sitzen
mit allem sitzen

Unendliche Weite –
der Platz auf dem man steht

Das Sicherste
ist Jetzt – Hier[158]

Dankbarkeit empfinde ich auch jenen Menschen gegenüber, die meine Seminare besuchten und besuchen, die meinen Rat wollten. Sie holen jene Kraft aus mir heraus, die nicht meine ist, über die ich selber nur staunen kann. – Es ist vor allem diese Dankbarkeit, die im Laufe der letzten Jahre gewachsen ist.

* * *

Wir fassen ein Seminar über Suffizienz ins Auge. Suffizienz: diese innere Haltung (mit all ihren Konsequenzen im persönlichen und gesellschaftlichen Alltag), die noch wahrnehmen kann, wann und dass »es« genug ist.

Ein erster Impuls: diese Haltung von *ahimsa*, der Gewaltlosigkeit, her anzugehen. Denn das Gegenteil von Suffizienz, das ständige Noch-mehr, hat für mich oft etwas Gewalttätiges. Von Menschen, die ich in Einkaufszentren beobachte, geht etwas Gewalttätiges aus. Die Konsumentenhaltung ist rücksichtslos. Ähnlich erlebe ich Menschen, die an den Abenden auf Unterhaltung aus sind: Vergnügen muss sein, koste es, was es wolle. Das Recht auf Unterhaltung wird um jeden Preis eingefordert.

Suffizienz: das Wiederentdecken des Maßes, das Heilvolle des Maßes.

* * *

Heute morgen die erste Hälfte von Psalm 19 in die Praxis des Sonnengrußes integriert, vermutlich aus dem Wunsch heraus, dem dunkeln Tagesanfang mehr und vielseitiges Licht zu geben.

* * *

Gestern saßen Regula und ich ganz allein im Kinosaal und schauten uns *Faith Connections* von Pan Nalin an, diesen Film über die Kumbh Mela. Pan Nalin versucht das Massengeschehen dieser Wallfahrt in Allahabad zu strukturieren, indem er das Erleben einzelner Menschen aufzeichnet. Im Mittelpunkt stehen drei Figuren bzw. Figurengruppen, ein Yogi, der ein gut zweijähriges Kind betreut – das Neugeborene war ausgesetzt und dann vom Yogi aufgenommen und gegen die Behörden verteidigt worden –, und zwar mit derselben

Hingabe, in der er seine Körperbeherrschung übt und zur Schau stellt, Eltern, die verzweifelt ihren kleinen Sohn suchen, der in der Riesenmenge der Pilger verloren gegangen ist, und ihn wiederfinden, und schließlich ein etwa zwölfjähriger Junge, der sich aus der Pilgergruppe seiner Familie davongeschlichen hat und sich nun an den unterschiedlichsten Orten des Wallfahrtsgeschehens herumtreibt: auf den Polizeistationen, im Camp der Sadhus, bei den Nagas, am Ufer des Ganges, wo die Pilger ins Wasser eintauchen und ihre Rituale vollziehen. Wo er auch auftaucht, fasziniert der Junge die Menschen durch die herzlich phantasievollen Geschichten seines zukünftigen Erfolgs als Gangster und Mafiaboss. Die Figur dieses Jungen reicht über das Filmgeschehen hinaus: Pan Nalin sucht ihn im Anschluss an die Wallfahrt zu Hause bei seiner Familie auf. Der Junge gesteht ihm, dass er nur noch eine Sehnsucht kennt, die Sehnsucht, ein Sadhu zu werden, sein Leben dem Absoluten zu weihen.

Der Film lässt es offen, ob diese Sehnsucht nur eine neue Variante der früheren Erfolgsgeschichten darstellt oder ob der Junge in der Begegnung mit den – im Film durchaus auch kritisch dargestellten – Sadhus im Wallfahrtsgeschehen die Berufung erfahren hat, nun selber einen spirituellen Weg zu gehen.

Pan Nalin setzt in seiner Darstellung der Kumbh Mela andere Akzente, als ich sie im Januar 1977 selber erlebt habe. Ich bin den Pilgern damals weniger kritisch begegnet, als der Regisseur dies tut, habe mich für gewisse Zusammenhänge auch gar nicht interessiert. Eindrücklich dieser alte Mann, der erzählt, dass er sich, gemeinsam mit andern, seit Jahrzehnten für den Aufbau einer Organisation bemüht hat, die sich um die Tausenden von Menschen kümmert, die verloren gehen, nicht mehr zu ihren Angehörigen oder ihrer Pilgergruppe zurückfinden und mitten im festlichen Geschehen den Schmerz der Bedeutungslosigkeit erfahren.

* * *

Ich bin, während ich hier bin, woanders –
voraus oder zurück
woanders ein zweiter:
die Unruhe, ein Unselbst.
Ich bin nur hier
ich bin nur jetzt:
die Ruhe selbst.[159]

Es war viel los in den letzten Wochen. Peter Handkes Gedicht formuliert bestens, was mich immer wieder bedrängt hat: Seminarvorbereitungen, Beratungsgespräche, Anrufe, anvertraute Nöte führten dazu, dass ich gleichzeitig an unterschiedlichen Orten lebte, aber – eben – nicht mehr bei mir war. Ich war »die Unruhe, ein Unselbst«. Meditation und Yogapraxis als Versuche, wieder bei mir zu sein, hier, jetzt, die Ruhe selbst. Damit sich diese Erfahrung auch im Alltag wieder einstellen kann.

DEZEMBER

Wie der eine Wind in die Schöpfung eingeht
und jeder Form entsprechend Gestalt annimmt,
ebenso nimmt der Eine, der innere Ātman aller Wesen,
jeder Form entsprechend Gestalt an und bleibt doch jenseits.

So wie die eine Sonne, das Auge der ganzen Welt,
durch die äußeren Fehler der [menschlichen] Augen nicht befleckt wird,
ebenso wird der Eine, der innere Ātman aller Wesen,
durch das Leid der Welt nicht befleckt, da er jenseits ist.

Der eine Herr, der innere Ātman aller Wesen,
der seine eine Form vervielfacht –
die Weisen, die ihn im eigenen Selbst erfahren,
ihnen wird ewige Freude zuteil, nicht den anderen.[160]

KATHA-UPANISHAD 5,10 – 12

Idee: Die einzelnen Haltungen von *yama* und *niyama* dargestellt anhand der wichtigen Vorgänge beim Umzug, den ich hinter mich gebracht habe: Bescheidenheit – nicht an den Dingen hängen – den Besitz genau anschauen – nicht horten – Gewaltlosigkeit (Vermieter!) – Sauberkeit – Disziplin – Vertrauen

* * *

Yama und *niyama* dienen letztlich dazu, uns von den Sinneswahrnehmungen bzw. von den Wertungen, die wir mit ihnen verknüpfen, wegzulenken, das Absolute jeweils in beiden Polen unserer Wertepolaritäten anzuerkennen und so die Polaritäten zu überschreiten; was *yama* und *niyama* als Lebenshaltungen pflegen, vertieft dann *pratyahara* als bewusste Schulung der Sinne bzw. als Trennung der »selbstverständlichen« Verknüpfung von sinnlicher Wahrnehmung und egozentrierter Identifikation und vollzieht dann die Meditation als Erfahrung.

* * *

Wieder einmal Friedrich Rückert:

> Wer Furcht vor keinem hegt, Furcht keinem auch erregt,
> Sieht den furchtbaren Tod von keiner Furcht bewegt.
>
> Wer keine Lust verstört, wen keine Lust betört,
> Erlangt die höchste Lust, wo alle Lust aufhört.
>
> Wem hoch und niedrig gleich, gleichviel ist hart und weich,
> Gleichgültig reich und arm, der ist in Armut reich.
>
> Wer Lieb' mit Lieb' umfasst und selbst den Hass nicht hasst,
> Der ist zu Hause dort, hier auf der Welt ein Gast.[161]

Diesem Gedicht, auch den Überlegungen von *yama* und *niyama*, könnten paradoxe Aussagen aus der Bergpredigt zur Seite gestellt werden. Jesus hat in einer verwandten Art und Weise versucht, bei seinen Anhängern das Vertrauen in die eigenen, eingefleischten Wertungen der tradierten Polaritäten aufzuheben; jetzt, im Anbruch des Reiches Gottes, sind die alten Wertmaßstäbe aufgehoben: Es liegt richtig, wer sich auf die Armut einlässt, die Trauer, die Sanftmut, die Barmherzigkeit, den Frieden, die Liebe des Feindes, den Platz am Rande der Gesellschaft…

* * *

> Das Risiko, immer nur die Ersatzerfahrungen als Erfahrung zu nehmen.
> Der Weg des *kevala* ist schrecklich in seiner Nacktheit, und der Geist
> stimmt nur schwer diesem absoluten Überschreiten seiner selbst
> zu. Er wird mit allen Mitteln versuchen, sich entlang des Weges
> wiederzufinden, anzuhalten, umzukehren, irgendwelche intellektuelle
> Nahrung zu finden, immer hoffend, dass es ihm gelingt, dem Gang in den

Abgrund zu entfliehen. Das wesentliche Risiko ist, die Idee des *kevala* für den *kevala* zu halten, seinen vormaligen rationalen Synthesen zu entsagen für Synthesen anderer Art, die aber wieder der Ordnung des Diesseits angehören, und schließlich sich bloß unter anderen Himmeln wiederzufinden, ohne das Gewölbe überschritten zu haben.[162]

Eine Forderung, wie sie nur ein Mystiker formulieren kann, der in dieses »absolute Überschreiten seiner selbst« hineingedrängt wurde und sich ihm in einer allmählichen Verwandlung ausgesetzt hat. – Henri Le Saux hat in seinem Tagebuch festgehalten, mit welchen Ängsten diese Verwandlung für ihn verbunden war.

Eine Forderung, die ich gerne all den Menschen mitgeben möchte, die sich bewusst auf einen spirituellen Weg begeben: dass sie sich nicht mit der – heute gut möglichen – Vielfalt der Wege zufriedengeben, sondern einen der Wege, allenfalls ihre Mischung der Wege, zu Ende gehen. Im Sinne von Henri Le Saux: über ihren Weg, über ihre Mischung der Wege hinauszugehen

Eine Forderung, die auch im Hinblick auf die Yoga-Tradition davor warnt, sich mit Begriffen, mit einem intellektuellen – oder sportlichen – Erfassen des Yoga zufriedenzugeben.

* * *

Yoga-Praxis als die Möglichkeit, dem eigenen Lebensgeheimnis nachzugehen?

Ich komme von einem Seminar, in dem wir uns der vielfältigen Bedeutung von »Geheimnis« gewidmet haben. Ausgangspunkt des Seminars war die Tatsache, dass sich heute viele durch die Medien verführen lassen, sich zu outen und das eigene, ganz persönliche Leben öffentlich zu machen. Oder auch: Wie sehr wir, ob wir das wollen oder nicht, durch den Gebrauch des Handys Zeuge von privaten und intimen Aussagen werden. Das Seminar wurde aber nicht zur Medienschelte; es vermittelte eher Zugänge zum richtigen Umgang mit den eigenen Geheimnissen, die Geheimnisse als Lebensquelle.

»Geheimnis« ist auch ein Wort für jene Art von Beziehung (zu den Dingen, zu Menschen, zum eigenen Leben), die respektvoll, wertschätzend, achtsam ist, jene Art von Beziehung, bei der nicht das Funktionieren oder Profitieren, sondern ein dialogisches Verhalten im Mittelpunkt steht.

Fasziniert hat mich die Aufgabe: Wie habe ich in meiner eigenen Biographie entdeckt, dass im Kontakt zur Natur etwas »Geheimnisvolles« mitschwingt? Es ging darum, meine »Lebensspur« zu zeichnen und auf ihr mit ganz wenigen Worten oder mit kleinen Symbolen die Stationen festzuhalten, die meinen Zugang zum Geheimnis Natur deutlich machten. Ich erinnerte mich an die Spiele im Garten meines Elternhauses und am nahen Waldrand, an meine Freude, auf Bäume zu klettern und auf Bäumen zu verweilen, an die Gespräche mit meiner Katze, die ich mir zum siebten Geburtstag gewünscht hatte. In der »Lebensspur« ging ich auch der Entstehung dessen nach, was ich heute als Freude an der Landschaft wahrnehme. Stand der Zürichersee am Anfang oder der Sihlsee? Oder brauchte es die Fremde? Damals der Aufenthalt in Rom, die Landschaften in Japan?

Die Yoga-Praxis: Im Laufe der Jahre hat sie mir das »Geheimnis« eröffnet, wie sehr all das zusammenhängt, was wir sprachlich auseinandernehmen: Körper, Gefühle, Gedanken, Freude, Ängste, Befriedigung, Sehnsucht…, wie sehr sich all das in kleinstem Raum abspielt, was wir großräumig verteilen.

Der Kontakt zu meinem Körper ist ein »Geheimnis«: Indem ich ihn wahrnehme, ihn in seinen Gesetzmäßigkeiten respektiere, auf ihn eingehe, ihn gestalte, entsteht ein bereichernder Dialog, in den dann die vielen Dimensionen meiner Person einstimmen. Mein Körper in seiner Mehrstimmigkeit. – Assoziation: Habe ich nicht vor Jahren in der Südwestfunk-Sendung *Nada Brahma. Die Welt ist Klang* von Joachim Ernst Berendt einen tibetischen Mönch gehört, der mehrstimmig sang?

* * *

Systematische Erfahrungen der Stille, wie etwa in der Meditation, gehören zu den erfreulichsten Aspekten des Yoga-Studiums. Die Stille ist der Raum, in dem sich Emotion und Denken entwickeln. Türen zum

Selbstverständnis tun sich auf, und die Anerkennung des eigenen Selbst kann gedeihen. Die Stille ermöglicht es, unsere sozialen Erwartungen zu besänftigen und den Notwendigkeiten unseres Lebens zu lauschen. Und das in der Stille entwickelte Selbstbewusstsein lässt sich auch auf ein allzeit bereites Selbstbewusstsein zu anderen Zeiten übertragen.[163]

SANDRA ANDERSON / ROLF SOVIK

* * *

Ich habe angefangen, anderen zu erzählen, dass ich ein »Yoga-Tagebuch« führe. Die erste Reaktion ist meistens ein Erstaunen. Dann folgt die Überlegung, dass sich die Reflexion einer spirituellen Praxis sicher lohne und sich vertiefend auf die Praxis auswirke. Ich habe hervorgehoben, dass ich nicht nur reflektiere, sondern auch sammle: Gelesenes, Gehörtes, Eindrücke während meiner Seminartätigkeit, Meditationserfahrungen.

Ich habe vor, am Ende des Jahres das Tagebuch zu lesen. Bisher habe ich es vermieden, meine Aufzeichnungen wieder zu lesen. Ich bin gespannt darauf, was sich in den Aufzeichnungen wiederholt, welche Themen längere Zeit im Text verweilen, welche sehr schnell wieder abtauchen. Eigentlich wollte ich meine persönliche Yoga-Biographie in den Vordergrund stellen, doch die, so meine Vermutung, hat sich nicht im geplanten Maß ausgebreitet.

In einer Seminargruppe haben sich Einzelne sogar gegenseitig im Eifer angesteckt, nun auch ein spirituelles Tagebuch zu beginnen. Ich habe sie in ihrem Vorhaben unterstützt. Den beiden, die sich nicht vorstellen konnten, über genügend Zeit zu verfügen, habe ich von meiner Regelung erzählt, dass gelegentlich auch die Yogazeit oder die Meditationszeit durchs Schreiben ersetzt werden kann.

* * *

Bei meiner Eckhart-Lektüre habe ich den Eindruck gewonnen, dass im Zusammenhang mit Jesus von Nazareth Meister Eckhart vor allem an der Tatsache der Geburt Jesu interessiert ist. Was die Kirchen sonst gerne betonen – das

Erlösungsgeschehen, das mit der Lebensgeschichte Jesu und dann vor allem mit seinem Lebensabbruch zusammengebracht wird –, taucht bei Meister Eckhart kaum auf. An der Geburt Jesu ist er interessiert, weil er so nachweisen kann, dass die Gottverbundenheit, die Göttlichkeit Jesu, aber auch die Gottverbundenheit, die Göttlichkeit jedes Menschen eine gottgewollte Vorgabe ist, die keiner Erlösung bedarf.

Ich möchte diesem Konzept in meiner Adventsmeditation nachgehen. Ich werde eine der folgenden Aussagen für die Meditation einsetzen; im Augenblick bin ich mir noch unsicher, welche ich wählen soll. Im Zusammenhang mit Meister Eckharts Predigten sind sie mir alle lieb geworden. Ich will ausprobieren, ob sich einer der Texte vereinfachen, auf ein Wort, ein Wortpaar, eine Wortspannung reduzieren lässt, und dadurch wirklich zum Meditationstext wird.

Erster Text:

> Gott gehört das Wirken und der Seele das Verlangen und die Befähigung zu, dass Gott in sie geboren werde und sie in Gott. Gott bewirkt es, dass die Seele ihm gleich werde. Notwendig muss dies sein, dass sie erwarte, dass Gott in sie geboren werde und dass ihr Aufenthalt gewährt werde in Gott und die Seele nach der Einigung verlange, damit sie in Gott aufgenommen werde.[164]

Zweiter Text:

> Alles, was denn Gott seinem eingeborenen Sohne je gab, dies hat er mir ebenso vollkommen gegeben wie ihm und nicht weniger.[165]

Dritter Text:

> Genauso verhält es sich mit dem Menschen, der da Gott zu entfliehen meint, und er kann ihm doch nicht entkommen; alle Winkel sind ihm eine Offenbarung. Er vermeint, Gott zu entkommen, und läuft ihm in den Schoß. Gott gebiert seinen eingeborenen Sohn in dir, es sei dir lieb oder leid, ob du schläfst oder wachest, er tut das Seine.[166]

Vierter Text:

Wir sind ein einiger Sohn, den der Vater ewiglich geboren hat aus der verborgenen Finsternis der ewigen Verborgenheit, innebleibend im ersten Beginn der ersten Lauterkeit, die da eine Fülle aller Lauterkeit ist. Hier habe ich ewiglich geruht und geschlafen in der verborgenen Erkenntnis des ewigen Vaters, innebleibend, unausgesprochen. Aus dieser Lauterkeit hat er mich ewiglich geboren als seinen eingeborenen Sohn in eben dasselbe Bild seiner ewigen Vaterschaft, auf dass ich Vater sei und den gebäre, von dem ich geboren bin. [...] Er gebiert seinen eingeborenen Sohn in den höchsten Teil der Seele. Währenddem er seinen eingeborenen Sohn in mich gebiert, da gebäre ich ihn zurück in den Vater.[167]

Fünfter Text:

Die Seele, die da in einem gegenwärtigen Nun steht, in die gebiert der Vater seinen eingeborenen Sohn, und in eben dieser Geburt wird die Seele in Gott geboren. Dies ist eine einzige Geburt; sooft die Seele wiedergeboren wird in Gott, so oft gebiert der Vater seinen eingeborenen Sohn in sie.[168]

Sechster Text:

In einem jeglichen guten Gedanken oder jeder guten Meinung oder jedem guten Werke werden wir allzeit neu geboren in Gott. Darum, wie ich euch kürzlich gesagt habe: Der Vater hat nur einen einzigen Sohn, und je weniger wir die Bestrebung oder das Augenmerk auf irgendetwas anderes als auf Gott richten und je mehr wir in nichts nach draußen ausschauen, um so viel werden wir in dem Sohn überbildet, und insoweit wird der Sohn in uns geboren, und wir werden in dem Sohne geboren und werden ein einziger Sohn. [...] So ist da nichts als ein einziger Sohn in *einem* Sein, und dies ist göttliches Sein. So also werden wir eins in ihm, wenn wir nichts als ihn im Sinne haben.[169]

Kann ich diese Seelenvorstellungen mit der Atman-Vorstellung in der Katha-Upanishad zusammenbringen? Geht die Vorstellung des Gebärens über die intellektuell vermittelte Seinsmystik hinaus? Klingt in diesem Bild etwas Weibliches mit?

Und noch ein letzter Seelen-Text, der ganz anders geartet ist, in dem sich christliche »Überbleibsel« auf für mich tröstliche und liebevolle Art bemerkbar machen:

> Seht! Derart liebkost uns Gott, derart fleht er uns an! Denn Gott kann
> es nicht erwarten, bis sich die Seele anschmiegt und sich von der Kreatur
> abschält. [...] Denn Gott vermag uns so wenig zu entbehren wie wir
> ihn.[170]

* * *

Bereits liegen die Bücher und Artikel bereit, die mich in eine mystische Sprache hineinführen, die mir zwar nicht fremd ist, die aber in den letzten Jahren nicht im Vordergrund stand: das Erleben und Sprechen in der Nachfolge des Hohenliedes. Konkret: Ich will mich auf die Seminare über *Das fließende Licht der Gottheit* von Mechthild von Magdeburg vorbereiten.

Ich will achtsam dafür sein,
- dass eine poetische Sprache Gott bzw. Erfahrungen mit Gott ebenso zum Ausdruck bringt wie eine philosophische oder theologische Sprache,
- dass ich die poetische Sprache als eine Sprache des Erlebens ernst nehme,
- dass ich dem poetischen Sprechen und seinen Bildern so viel schöpferische Kraft zumute wie dem Schweigen.

Kann ich im Vollzug der Körperstellungen die einzelnen *Asanas* als Vokabeln einer Körperpoesie betrachten? Statt im Schweigen und in der Bewegungslosigkeit der Meditationshaltung zu verharren, lasse ich mir in den *Asanas* die Ausdrucksvielfalt des Körpers gefallen? Finden sich die Poesie der Sprache und die Poesie des Körpers?

* * *

In den Seminaren fällt mir auf, dass es vielen Teilnehmern nicht möglich ist, einer längeren Entspannungsübung zu folgen, ohne einzuschlafen und wegzutauchen.

Ich erkläre es mir so, dass viele Menschen in einer übergroßen Spannung leben, dass für viele Bewusstheit mit der Erfahrung von Spannung zusammenfällt, dass Bewusstheit nur noch in dieser Kombination möglich ist. Sobald die Spannung abgebaut wird, kann eine bewusste Aufmerksamkeit nicht mehr wachgehalten werden.

Die Yoga-Praxis mit ihrem rhythmischen Wechsel von Spannung und Entspannung führt zu einer Neuentdeckung von Spannungsnuancierungen.

* * *

Adventszeit – die zweifache Wahrnehmung der Zeit: Die vierundzwanzig Tage sind zählbar, an jedem Tag rückt das Ende dieser Zeit ein Stück näher, das Ende ist greifbar, zählbar, erzählbar. Dadurch aber, dass ich mich jedes Jahr von neuem dem Advent stelle, bekommt er einen zyklischen Charakter, er wiederholt sich, auch sein Ende, Weihnachten, ereignet sich öfters, bekommt Übungscharakter, als ob ich es mir immer wieder zumuten müsste, damit es mir zum Ereignis wird. Weihnachten nicht als Fest, sondern als Übungsweg.

Welche Asana entspricht dem Advent: der Kopfstand oder die Entspannungshaltung in der Rückenlage?

* * *

Spirituelle Aussagen der ganz frühen christlichen Tradition, die ich auch in den Upanishaden finden könnte:

Selig ist der, der ist, bevor er existierte.[171]

Wenn man euch fragt: Woher seid ihr?
Sagt ihnen: Wir sind aus dem Licht geboren, dort, wo das Licht selbst geboren wird, ist es gut und offenbart sich in ihrem Bilde.

Antwortet: Wir sind seine Söhne und wir sind die Geliebten des Vaters, des Lebendigen.
Wenn man euch fragt: Welches ist das Zeichen eures Vaters, der in euch ist?
Antwortet ihnen: Es ist eine Bewegung und eine Ruhe.[172]

Wenn ihr erkennt, wem ihr gleicht, werdet ihr frohlocken.
Wenn ihr aber eure Ebenbilder seht, jene, die vor euch waren, die nicht sterben und sich nicht offenbaren, welch eine Herrlichkeit![173]

»Eine Bewegung und eine Ruhe«, eine Formulierung, die mir lieb geworden ist. Sie läuft mir nach, wie ein Sehnsuchtswort, wie eine Bestätigung. Ich kann in ihr das Geschehen der Meditation zusammenfassen, ich kann sie als Gottesname hören.

Im Sinne unserer Polaritäten schließen sich Bewegung und Ruhe aus. Entweder: ich bin in Bewegung, oder: ich bin in der Ruhe. Ausgehend vom polarisierenden Denken und Erleben muss ich mich in meinem spirituellen Erleben entscheiden: Tendiere ich mehr zur Bewegung oder mehr zur Ruhe? Meditation ist in diesem Zusammenhang ein Geschehen der Ruhe. – In der jüdisch-christlichen Tradition wird die Kontemplation im Spiegel des Schöpfungsgedichts, mit dem die hebräische Bibel einsetzt, gern mit dem letzten Tag, mit dem Tag des Sabbats, mit dem Tag der Ruhe Gottes, gleichgesetzt. Aber von diesem Gott, dessen Ruhen als Vorbild dient, erzählt das Schöpfungsgedicht zudem, dass er aktiv, schöpferisch tätig ist, Gott ist, gleich zu Beginn, auch ein chaotisches Energiegemenge. Gott ist »eine Bewegung und eine Ruhe«.

Mein spiritueller Weg führte und führt mich durch verschiedene Veränderungen, ich muss Entscheidungen treffen, mein Leben gestalten (»eine Bewegung«); gleichzeitig wird mir immer stärker bewusst: Das wirklich Entscheidende ist schon lange geschehen, nach den Worten des Thomasevangeliums liegt es meiner persönlichen Lebensgeschichte schon immer voraus; diese Vorgabe nimmt den notwendigen Veränderungen und Entscheidungen in meinem Leben jegliche falsche Dramatik (»eine Ruhe«).

* * *

Das Jahresende naht. Wenn ich auf das Jahr zurückblicke, erfüllt mich Dankbarkeit.

Es ist mir bewusst, dass vieles, das mir zentral war und zentral bleibt, in diesen Aufzeichnungen keinen Platz gefunden hat. Deshalb die Fragen: Betrachte ich den Yoga, das spirituelle Erleben, die Meditation als zu eng? Oder muss gar nicht alles spirituell erfasst werden?

Ist es ein Merkmal unserer säkular geprägten Zeit und damit auch meines Lebens, dass Gott / das Absolute ein Betrachtungspunkt unter vielen bleibt? Letztlich also nicht mehr absolut auftritt, oder anders gesagt: den Raum für einen absoluten Auftritt nicht mehr bekommt? Besteht unsere Größe – und unsere Verlorenheit – darin, dass sich die Erfahrung des Absoluten in ihrer Dringlichkeit nicht mehr einstellt? Bleibt die Erfahrung des Absoluten ein Sehnsuchtshorizont?

* * *

Sehr häufig taucht in diesem Tagebuch Henri Le Saux auf. Ihm soll der letzte Eintrag gelten.

Als er 1953 in Tiruvannamalai weilte und sich in einer der Höhlen des heiligen Berges Arunachala aufhielt, kam es auch zur Begegnung mit Harilal bzw. Śri Poonja; in ihrem Gespräch umkreisten die beiden Männer die Advaita-Erfahrung. Henri Le Saux entfaltet dieses Gespräch in seinem Buch *Das Geheimnis des heiligen Berges*. Ich habe den Eindruck, dass Henri Le Saux sein Gegenüber das aussprechen lässt, was er gern von Ramana Maharshi gehört hätte, was dieser ihm aber nicht mehr sagen konnte. Er lässt Harilals sagen:

> »Erinnerst du dich der Zeit deiner Geburt? Kannst du in deiner Erinnerung den ersten Augenblick deines Daseins feststellen?
>
> Bist du dir bewusst, begonnen zu haben? Warst du nicht vor der Zeit, in der gewesen zu sein du dich erinnerst? Wenn dein Sein an die Erinnerung, die du davon hast, gebunden ist, was war dann mit der Zeit, an die du dich nicht erinnerst? Was ist mit dir in dem Augenblick, da das Bewusstsein einschläft?

Nur eines fehlt dir, ich wiederhole es. Dringe in die *guha* ein, die Grotte des Herzens, und dort nimm wahr, dass DU BIST.«

»Die Grotte meines Herzens«, antwortete ich; »ich bemühe mich, dort zu verweilen, soviel ich kann. Und das Leben in der Grotte des Berges ist eben dazu für mich eine kostbare Hilfe. Diese Grotte hier und mehr noch die tiefere und ganz finstere Grotte, in die ich mich zurückziehe, um zu meditieren – welchen Frieden, welch unaussprechliche Freude bringen sie mir!«

»Deine steinerne Guha ist ein lebloses Ding. Wie könnte sie dir Frieden und Glückseligkeit bringen? Mit der Freude und dem Frieden, die du dort erfährst, wie du sagst, hat sie nichts zu tun. Du selber, in deinem eigenen Grund, bist höchster Friede und Freude. Der Grotte schreibst du Friede und Freude zu, die du in der Guha des Herzens wesentlich selber bist. [...] Du bist Ānanda, und nur Ānanda. Und dieser Ānanda kann gar nicht mehr Ānanda genannt werden; denn da ist nichts zu sehen, nichts zu gewahren oder zu benennen; ganz einfach, *es ist.*«[174]

HINWEISE ZU DEN ANGEFÜHRTEN PERSONEN, BEGRIFFEN, ORTEN UND LITERARISCHEN WERKEN

PERSONEN

Abhishiktananda, Swami
Der Name/Titel, den Henri Le Saux für sich in Indien wählte: Meine Freude ist im Gesalbten Gottes.

Bruno von Köln 1030 – 1101
Domherr, Benediktinermönch in Molesme, Gründer der Kartäuser, eines Mönchsordens, in dem die Mönche als Eremiten leben.

Chaduc, Marc 1944 – 1977
Spiritueller Schüler von Swami Chidananda Saraswati und von Henri Le Saux. In der spirituellen Begleitung von Marc Chaduc erlebte sich Henri Le Saux als Guru. Im Frühjahr 1977 wurde Marc Chaduc zum letzten Mal gesehen. Wo und wie sich sein Leben vollendete, ist ungeklärt.

Davy, Marie-Madeleine 1903 – 1998
Theologin, Spezialistin für mittelalterliche Mystik, die sich auch für die mystischen Traditionen anderer Religionen interessierte; mehrere Publikationen über Henri Le Saux.

Déchanet, Jean-Marie 1906 – 1992
Benediktinermönch; da er krank war (Epilepsie), interessierte er sich für Hilfen und entdeckte den Yoga als eine Unterstützung seiner Gesundheit, er praktizierte Yoga und unterrichtete andere, verfasste auch mehrere Bücher, in denen er die Verbindung der Yoga-Tradition mit der christlichen Spiritualität reflektierte.

De Mello, Anthony 1931 – 1987
Jesuitenpater aus Bombay; es war ihm ein Anliegen, spirituelle und psychologische Erkenntnisse zu verbinden; im deutschen Sprachbereich ist er vor allem durch seine Geschichten bekannt geworden, die er aus ganz unterschiedlichen spirituellen Traditionen zusammengetragen und gesammelt hat.

Deshimaru (Roshi) 1914 – 1982
Mokudo Taisen Deshimaru (Roshi) kam 1967 nach Europa und widmete sich in Frankreich der Verbreitung des Soto-Zen.

Domain, Michaëlle *1927
Michaëlle Domain hat sich für einen spirituell geprägten Yoga, für Gebetsgebärden und für das Körpergebet stark gemacht; sie hat vor allem in Frankreich eine Bewegung wach gerufen, die den Körper ins Gebet und in die Liturgie integriert.

Eckhart, Meister 1260 – 1328
Dominikanermönch, Theologe und Philosoph, sein großes Verdienst besteht im Versuch, in seinen Predigten den mystischen und spirituellen Erfahrungen eine deutsche Sprache zu geben. Da er sich sprachlich an der neuplatonischen Philosophie orientiert, gewinnen viele seiner Aussagen eine Nähe zu mystischen Formulierungen des Hinduismus und Buddhismus.

Eliade, Mircea 1907 – 1986
Rumänischer Religionsphänomenologe, der in Paris und Chicago lehrte, literarische Werke; durch sein Studium in Indien lernte er den Yoga persönlich kennen und schrieb über ihn, vor allem auch aus der Sicht des Schamanismus.

Enomiya Lassalle, Hugo Makibi 1898 – 1990
Deutscher Jesuitenpater; seit 1929 in Japan tätig, seit 1943 Praxis der Zen-Meditation, seit den 60er Jahren gab er die Zen-Praxis weiter und animierte viele japanische und europäische Christen, sich der Zen-Praxis zu widmen.

Feuerstein, Georg 1947 – 2012
Deutscher Indologe, der seit 1981 in den USA, seit 2004 in Kanada lebte und mehrere Werke über den Yoga publizierte.

Gentschy, Michael *1956
Theologe, Psychologe, leitet ein eigenes Zentrum in Bad Reichenhall.

Gnānānanda (Sri) + 1974
Sri Gnanananda zählt zu den wichtigen spirituellen Lehrern der Advaita-Tradition. – Da Ramana Maharshi 1950, kurz nach der ersten Begegnung, starb, suchte Henri Le Saux Sri Gnanananda mehrfach in seinem Ashram in Tirukoylur auf; seine Erfahrungen mit Sri Gnānānanda als Guru hielt er im Buch *Das Feuer der Weisheit* fest.

Lax, Robert 1915 – 2000
Amerikanischer Dichter, der seit 1964 auf griechischen Inseln (u. a. Kalymnos, Patmos) lebte; angeregt durch seinen Freund Thomas Merton beschäftigte er sich auch mit der östlichen Spiritualität.

Le Saux, Henri / Swami Abhishiktananda 1910 – 1973
Französischer Benediktinermönch; 1948 kam er nach Indien; die Begegnung mit Ramana Maharshi in Tiruvannamalai löste in ihm eine radikale Suche nach dem Absoluten aus, eine Suche, die ihn die christliche, aber auch hinduistische Tradition in Frage stellen ließ; seine Bücher dokumentieren seine mystischen Erfahrungen.

Monchanin, Jules 1895 – 1957
Französischer katholischer Priester, 1939 fährt er nach Indien, um dort einen christlichen Ashram zu gründen; gemeinsam mit Henri Le Saux, der sich ihm anschließt, gründet er 1950 den Ashram Shantivanam.

Nagaya (Roshi) 1895 – 1993
Tetsuo Kiichi Nagaya, Philosoph, Zenmeister, Kalligraph, von 1967 bis 1985 kam er regelmäßig in die deutschsprachigen Länder, um Zen zu unterrichten.

Neumann, Karl Eugen 1865 – 1915
Er gilt als der erste Übersetzer buddhistischer Texte (Pali-Kanon) in die deutsche Sprache.

Panikkar, Raimon 1918 – 2010
Spanischer katholischer Priester, Religionsphilosoph, im interreligiösen Dialog (Christentum – Hinduismus – Buddhismus) engagiert, am persönlichen Weg von Henri Le Saux sehr interessiert.

Patanjali geschichtlich kaum zu fassende Persönlichkeit, 2. Jahrh. v. Chr. – 2. Jahrh. n. Chr. (Vgl. Yoga-Sutra des Patanjali)

Ramana Maharshi 1879 – 1950
Wichtiger Vertreter der Advaita-Tradition; in seinem Ashram in Tiruvanna-malai, am Fuß des heiligen Berges Arunachala stand er mit seiner Erfahrung vielen Suchenden zur Verfügung; 1949 begegnete ihm hier Henri Le Saux; von dieser Begegnung und ihren Folgen erzählt Henri Le Saux in *Das Geheimnis des heiligen Berges*.

Rückert, Friedrich 1788 – 1866
Deutscher Dichter; da er sich als Übersetzer mit fremden Sprachen und Kulturen auseinandersetzte, gilt er als einer der Begründer der Orientalistik.

Siddharta Gautama 563 – 483 v. Chr.
Der Begründer des Buddhismus. Bevor er seinen eigenen Weg ging, war er eine Zeitlang Anhänger von spirituellen Lehrern, die heute als Vorläufer der Yoga-Tradition gelten.

Thich Nhat Hanh *1926
Buddhistischer Mönch aus Vietnam, der sich engagiert für die Friedensbemü-hungen in seiner Heimat einsetzte, seit den 70er Jahren wirkte er von Frank-reich aus, da er aus Vietnam vertrieben wurde

Yamada (Roshi) 1907 – 1989
Yamada Koun (Roshi) leitete in Kamakura ein Zendo und unterwies mehrfach christliche Ordensleute in der Zen-Praxis und ermächtigte sie als Zen-Lehrer bzw. als Zen-Meister die Praxis weiterzuvermitteln.

Zimmer, Heinrich 1890 – 1943
Deutscher Indologe, der in England und in den USA lehrte.

BEGRIFFE

Advaita
Nicht-Zweiheit, Nicht-Dualität. Wir Menschen erleben, auf Grund unserer Sinne, in polarisierenden Wertungen; das Absolute, Göttliche aber entzieht sich dieser Wertung, es ist jenseits solcher Wertungen.

Aham
Ich. Unterschieden werden das kleine Ich des Menschen, wenn er im Alltag von »Ich« spricht, und das große Ich des göttlichen Bewusstseins.

Ananda
Glückseligkeit

Ātman
Das Sein, die eigene tiefste Mitte des Menschen; Gott, insofern er vom Menschen erfahren werden kann.

Bhakti / Bhakti-Yoga
Gottesliebe, Gottesverehrung; eine Yoga-Tradition, in der der Praktizierende angehalten wird, alles in Hingabe, aus Liebe zu Gott zu vollziehen.

Bodhisattva
Ausdruck für Wesen (Menschen oder göttliche Wesen), die nach Vollkommenheit streben und die Früchte dieses Strebens allen andern Wesen zugutekommen lassen.

Brahman
Das Absolute, die göttliche Wirklichkeit als Basis des ganzen Universums.

Chakra
Körperlich lokalisierbares Energiezentrum, das den Menschen sowohl kennzeichnet als auch prägt, das die körperlichen, psychischen und seelischen Vorgänge bestimmt. In der Yoga-Tradition werden diese Zentren oft auch mit mythologischen Vorstellungen verknüpft. Meistens werden unterschieden:

- **Muladhara-Chakra**
  Wurzelchakra, im Bereich des Beckenbodens

- **Svadhistana-Chakra**
  Sakralchakra, im Bereich des Unterbauchs/Kreuzbeins

- **Manipura-Chakra**
  Oberbauchchakra, im Bereich oberhalb des Nabels/der unteren Brustwirbel

- **Anahata-Chakra**
  Herzchakra, im Bereich des Brustraums/der mittleren Brustwirbel

- **Visuddha-Chakra**
  Kehlkopfchakra, im Bereich unterhalb des Kehlkopfs/des untersten Halswirbels

- **Ajna-Chakra**
  Stirnchakra, das dritte Auge, im Bereich oberhalb der Nasenwurzel/des Hinterkopfs

- **Sahasrara-Chakra**
  Kronenchakra, oberhalb des Scheitels

Guha
Höhle. Gemeint ist normalerweise die »Höhle« des Herzens, jener Ort, an dem die Seele und Gott in eins fallen.

Guru
Lehrer

Hatha-Yoga
Tantrische Yoga-Tradition, in der früher tabuisierte Elemente, wie beispielsweise der Körper, nun zu Elementen der spirituellen Praxis werden.

Hesychia
Griechisches Wort mit der Bedeutung von freudvoller Ruhe. Es gab/gibt in den orthodoxen Kirchen Mönche, die in der Meditation mit yogaverwandten Techniken die Erfahrung dieser Ruhe anstrebten.

Jnana / Jnana-Yoga

Weisheit, spiritelle Erkenntnis. Diese Yoga-Tradition stellt die Meditation und das Studium der überlieferten Texte in den Vordergrund.

Karma / Karma-Yoga

Tat, Aktivität. Diese Yoga-Tradition fordert von ihren Anhängern ein selbstloses Dienen in allen alltäglichen Verpflichtungen.

Kosha

Hülle, Schicht. Gemeint sind jene Schichten/Körper, die dem menschlichen Bewusstsein die Präsenz von Atman verdecken, diese Schichten gilt es auf dem spirituellen Weg zu durchdringen.

Kumbh Mela

Wörtlich: Fest des Kruges. Gemeint ist das große Wallfahrtsfest, das in einem Dreijahresrhythmus in vier Städten am Ganges abgehalten wird: Allahabad, Haridwar, Ujjain, Nashik, am jeweiligen Ort also in einem Zwölfjahreszyklus. Am beliebtesten ist die Wallfahrt in Allahabad.

Kum Nye

Ein tibetisches Übungssystem, das Meditation, Atembeobachtung, Selbstmassage und einfache Bewegungen miteinander verbindet. Lama Tarthang Tulku machte dieses Übungssystem im Westen bekannt.

Kundalini

Göttliche Energie (Shakti), die im Wurzelchakra wie eine zusammengerollte Schlange ruht; durch die spirituelle Praxis wird diese Energie geweckt und durch die weiteren Chakren bis zum obersten Chakra geführt; die Ankunft der Kundalini-Kraft im obersten Chakra gilt als Erleuchtung, eine Erfahrung, die oft auch unter dem Bild der Hochzeit wiedergegeben wird: die weiblich verstandene Kundalini-Energie verbindet sich mit der männlich verstandenen Energie des obersten Chakra.

Mantra

Silbe, die vor allem vom Klang, nicht so sehr vom Inhalt her lebt und wirksam ist. Ein Mantra wird gesungen, rezitiert, meditiert.

Namarupa

Name, Form, etwas Äußerliches.

Puja

Kultische Verehrung Gottes.

Sadhu

Wandernder Mönch, Asket; jemand, der sein Leben Gott geweiht hat.

Samana-Bewegung

Wandermönche im 7./6. Jahrhunder v. Chr., die eine sehr strenge Askese pro-
pagieren; Siddharta Gautama, der Buddha, gehörte ihnen eine Zeit lang an,
hat sich dann aber von ihnen abgewandt. Ihre Praktiken leben im Jainismus
weiter.

Sannyasa

Vollkommene Entsagung, Bezeichnung für das hinduistische Mönchtum.

Sat-cit-ananda / Saccidananda

Sein – Bewusstsein – Glückseligkeit: Formulierung, die einen bestimmten
Bewusstseinszustand umschreibt: Wer im konkreten Augenblick ganz aufgeht,
erfährt das Glück der Verbundenheit mit dem Göttlichen. – Eine Formulierung, die für Henri Le Saux sehr wichtig war.

Sattva

Rein, durchscheinend. Gemeint ist eine der drei Qualitäten der Natur/des
Lebendigen. – Rein steht im Gegensatz zu Tamas/dunkel, träge und Rajas/
aktiv, leidenschaftlich

Sesshin

Strenge Übungszeit, in der die Zen-Praktizierenden pro Tag mehrere Stunden
in der Meditation sitzen und alle anderen Tätigkeiten, die ablenken könnten,
vermieden werden.

Tantra / Tantrismus
Begriff für Strömungen im Hinduismus und Buddhismus, die sich ab dem 7./8. Jahrhundert nachweisen lassen. Energievorstellungen, Rituale, Praktiken, die den Menschen bevollmächtigen, den spirituellen Weg zu gestalten.

Yoga
Spirituelle Disziplin

LITERARISCHE / PHILOSOPHISCHE WERKE

Bhagavad-Gita
Ein philosophisch-spirituelles Gedicht, entstanden in der Zeit des 5. – 2. Jhs. v. Chr., eingefügt in das Epos *Mahabharata*. Arjuna, ein adliger Krieger auf dem Schlachtfeld, gerät in Not, denn von seiner Standesethik her ist er verpflichtet zu kämpfen, er fürchtet sich aber, gegen die Verwandten, die er auf der gegnerischen Seite entdeckt hat, zu kämpfen. Im Gespräch zwischen Arjuna und seinem Wagenlenker, der niemand anderer ist als Krishna selber, werden nun die ethischen und spirituellen Fragen eines solchen inneren Konfliktes geklärt.

Upanishaden
Philosophische Lehrtexte. Sie sind zwischen 700 und 200 v. Chr. entstanden und dienen der Auslegung des Veda. – In der spirituellen Praxis erläutert der Guru seinen Schülern die ausgewählten Texte.
Bettina Bäumer, die die angeführten Upanishaden-Texte übersetzt hat, zählt zu den persönlichen Schülerinnen von Henri Le Saux.

Yoga-Sutra des Patanjali
Ein wichtiger Text, der die Yoga-Tradition möglichst knapp zusammenfasst. Über den Autor ist nichts bekannt, das ihn zu einer greifbaren Person machen würde. Von den sprachlichen und inhaltlichen Vorgaben her wird der Text in die ersten Jahrhunderte unserer Zeitrechnung eingeordnet. Er gliedert sich in acht Teile/Stufen/Glieder, deren Bedeutung folgendermaßen wiedergegeben wird:

Yama
Moral, Ethik

Ahimsa
Gewaltlosigkeit

Satya
Wahrheit

Asteya
Nicht-Stehlen

Brahmacarya
Bewusste (zölibatäre) Gestaltung der sexuellen Kräfte

Aparigraha
Nicht-Horten

Niyama
Selbstdisziplin

Sauca
Reinheit

Samtosha
Genügsamkeit

Tapas
Askese, durch Askese erworbene Energie

Svadhyaya
Studium der heiligen Schriften

Ishvarapranidhana
Hingabe an Gott

Asana
Körperübung, körperliche Disziplin, Lenkung der Energie durch bestimmte Körperstellungen

Pranayama
Atemübung, Atemschulung, mentale Disziplin, Lenkung der Energie durch bestimmte Atemtechniken

Pratyahara
Schulung der Sinne, Lenkung der Energie durch Beherrschung der Sinnesre-
aktionen

Dharana
Sammlung, Konzentration

Dhyana
Meditation

Samadhi
Versenkung, Erfahrung der Verbundenheit von menschlicher und göttlicher
Mitte

ANMERKUNGEN

1   Marie Luise Kaschnitz: Das Tagebuch. Gedächtnis, Zuchtrute, Kunstform. In: Gesammelte Werke, Bd. 7 Die essayistische Prosa. Insel, Frankfurt a. M. 1989. S. 290

2   Bettina Bäumer: Befreiung zum Sein. Auswahl aus den Upanishaden. Benziger, Zürich / Einsiedeln / Köln 1986. S. 179

3   Georg Feuerstein: Sacred Paths. Essays on Wisdom, Love, and Mystical Realization. Larson Publications, Burdett (NY) 1991. S. 83

4   Ebd., S. 83. Übersetzung: Peter Wild

5   Eine genaue Dokumentation der tibetischen Niederwerfungen findet sich z. B. in: Boris Tatzky / Anna Trökes / Jutta Pinter-Neise: Theorie und Praxis des Hatha-Yoga. Ein Leitfaden zur Erfahrung der Energie. Via Nova, Petersberg 1998. Seite 250 – 251.

6   Marie-Madeleine Davy: Henri Le Saux / Swami Abhishiktananda. Le Passeur entre deux rives. Les Éditions du Cerf, Paris 1981

7   Michael Gentschy: Yoga und christliche Spiritualität. Ein Werkbuch. J. Pfeiffer, München 1989. S. 72

8   Ebd., S. 74

9   Hans Wolfgang Schumann: Buddhismus. Stifter, Schulen und Systeme. Walter, Olten / Freiburg i. Br. 1976. S. 20

10   Die Reden Gotamo Buddhos. Aus der mittleren Sammlung Majjhimanikayo des Pali-Kanons zum erstenmal übersetzt von Karl Eugen Neumann. Artemis / Paul Zsolnay, Zürich / Wien 1956, S. 88

11   Thich Nhat Hanh: Das Herz von Buddhas Lehre. Leiden verwandeln – Die Praxis des glücklichen Lebens. Herder, Freiburg i. Br. 1999. S. 11

12   Michael Gentschy: Yoga und christliche Spiritualität. S. 101

13   Bettina Bäumer: Befreiung zum Sein. S. 126

14   Bettina Bäumer, die Herausgeberin, merkt an: »D. h. ein Viertel, also nur ein Teil.«

15   Ebd., S. 127 – 128

16   Ebd., S. 131

17 Henri Le Saux: Die Gegenwart Gottes erfahren. Erneuerung christlichen Betens in Begegnung mit dem Hinduismus. Grünewald, Mainz 1980. S. 68 - 70

18 Robert Lax: Mit Robert Lax die Träume fangen. Hrsg. von Steve Theodore Georgiou. Herder, Freiburg i. Br. 2006. S. 118

19 Ebd., S. 102

20 Ebd., S. 120

21 Ebd., S. 131

22 Tomas Tranströmer: Sämtliche Gedichte. Carl Hanser, München 1997. S. 115

23 Bettina Bäumer: Befreiung zum Sein. S. 191

24 Peter Wild: Von der Wachheit des Wartens. Robert Lax spirituell gelesen. Grünewald, Ostfildern 2010. S. 53-55

25 Bettina Bäumer: Befreiung zum Sein. S. 132

26 Jean-Marie Déchanet: Yoga hilft Christen. Eine Möglichkeit. Herder, Wien 1975

27 Heinrich Zimmer: Der Weg zum Selbst. Lehre und Leben des Shrî Ramana Maharshi. Diederichs, Düsseldorf / Köln 1976. S. 23 – 24

28 Gotama Buddha: Mein Weg zum Erwachen. Eine Autobiographie. Auf der Grundlage des Pāli-Kanons herausgegeben und gestaltet von Detlef Kantowsky und Ekkehard Saß. Benziger, Zürich / Düsseldorf 1996. S. 24 – 25

29 Bettina Bäumer: Befreiung zum Sein. S. 109

30 Albin Zollinger: Gedichte. Atlantis, Zürich 1962. S. 248

31 »Die Bewegung wurde um die Jahrhundertwende gegründet durch Otoman Zar Adusht Hanish (1844 – 1936), der in Deutschland geboren wurde, im Vorderen Orient aufwuchs und schließlich von den USA aus seine Botschaft verkündete, die eine eklektizistische Vermengung zarathustrischer und christlicher Glaubenselemente darstellt. Ihr Ziel ist primär das Diesseits; sie konzentriert sich auf die Heilung des irdischen Lebens, die in einem Ausgleich die widerstrebenden Kräfte, in einer vollkommenen, innerweltlich erreichbaren Harmonie gesehen wird.« Felix Müller: Biographie. Albin Zollingers Werke Bd. 1. Artemis, Zürich / München 1981. S. 42

32 5. Dezember 1953. Zitiert in: Marie-Madeleine Davy: Henri Le Saux / Swami Abhishiktananda. S. 126. Übersetzung: Peter Wild

33 Albin Zollinger: Gedichte. S. 247

34 Vgl. Die Reden Gotamo Buddhos. Aus der mittleren Sammlung Majjhimanikayo des Pali-Kanons. S. 91

35 Hermann Hesse: Gesammelte Werke, Band 1. Stufen – Die späten Gedichte
   – Frühe Prosa – Peter Camenzind. Suhrkamp / Ex Libris, Zürich 1976. S. 63

36 R. S. Thomas: Collected Poems 1945 – 1990. Orion Books, London 2004.
   S. 280 – Übersetzung: Magdalena Rüetschi und Peter Wild

37 Henri Le Saux, Tagebucheintrag zum 2. 2. 1973. Angeführt im Vorwort
   zu: Henri Le Saux (Swami Abhishiktānanda): Innere Erfahrung und
   Offenbarung. Theologische Aufsätze zur Begegung von Hinduismus und
   Christentum. Hrsg. von Christian Hackbarth-Johnson / Bettina Bäumer /
   Ulrich Winkler. Tyrolia, Innsbruck / Wien 2005. S. 24

38 Bettina Bäumer: Befreiung zum Sein. S. 179

39 Heinrich Zimmer: Yoga und Buddhismus. Indische Sphären. Insel, Frankfurt a. M. 1973. S. 99

40 Henri Le Saux (Swami Abhishiktānanda): Innere Erfahrung und Offenbarung. S. 146 - 147

41 Bettina Bäumer: Befreiung zum Sein. S. 77 - 78

42 Ebd., S. 192

43 Ebd., S. 193

44 Ebd., S. 130

45 Hermann Hesse: Gesammelte Werke, Bd. 1. S. 52 – 53

46 Stechäpfel. Gedichte von Frauen aus drei Jahrtausenden. Hrsg. von Ulla
   Hahn. Reclam, Stuttgart 2008. S. 329

47 Ebd., S. 330

48 Henri Le Saux (Swami Abhishiktānanda): Innere Erfahrung und Offenbarung. S. 86 – 87

49 Bettina Bäumer: Berfreiung zum Sein. S. 131

50 Mircea Eliade: Yoga. Unsterblichkeit und Freiheit. Suhrkamp Taschenbuch, Frankfurt a. M. 1985. S. 163 – 167

51 Peter Schreiner: Bhagavad-Gita. Wege und Weisungen. Benziger, Zürich
   1991. S. 86 – 87

52 Anthony de Mello: Warum der Vogel singt. Geschichten für das richtige
   Leben. Herder, Freiburg i. Br. 1984. S. 40 – 41

53 Das Evangelium des Thomas. Übersetzt und kommentiert von Jean-Yves
   Leloup. Edition Spuren, Winterthur 2008. S. 69

54 Peter Schreiner: Bhagavad-Gita. Wege und Weisungen. S. 86

55 Meister Eckhart. Herausgegeben, eingeleitet und zum Teil übersetzt von Dietmar Mieth. Walter, Olten / Freiburg i. Br. 1986. S. 137

56 Peter Schreiner: Bhagavad-Gita. Wege und Weisungen. S. 61

57 Peter Wild: Von der Wachheit des Wartens. S. 39

58 Bettina Bäumer: Befreiung zum Sein. S. 179

59 Peter Schreiner: Bhagavad-Gita. Wege und Weisungen. S. 79

60 Ebd., S. 15

61 Ebd., S. 83

62 Henri Le Saux / Abhishiktananda: Das Feuer der Weisheit. Ein Benediktiner verbindet den lebendigen christlichen Glauben mit dem reichen spirituellen Erbe Indiens. Aquamarin, Grafing 2009

63 Henri Le Saux / Abhishiktananda: La montée au fond du cœur. Le journal intime du moine chrétien-sannyasi hindou. Hrsg. Von Raimon Panikkar. O.E.I.L., Paris 1986. S. 177 – 178. Übersetzung : Peter Wild

64 Sri Gnānānanda

65 Vanya ist der Name der Hauptfigur des Buches, ein Name, den Henri Le Saux sich für dieses Buch gegeben hat.

66 Henri Le Saux / Abhishiktananda: Das Feuer der Weisheit. S. 47 - 48

67 Robert Lax: Mit Robert Lax die Träume fangen. S. 37

68 Henri Le Saux (Swami Abhishiktananda): Innere Erfahrung und Offenbarung. S. 68

69 aus sich geboren, natürlich

70 Henri Le Saux (Swami Abhishiktananda): Innere Erfahrung und Offenbarung. S. 181 - 182

71 Ebd., S. 182

72 Ebd., S. 157

73 Das Evangelium des Thomas. S. 196.
Ich weiß, dass dieses Logion auch anders übersetzt werden kann; das koptische Wort kann »Leib« oder »Leichnam« bedeuten; wer das Wort »Leichnam« bevorzugt, gibt dann dem ganzen Logion einen anderen Sinn: Wer sich auf der Suche nach Gott auf die Welt einlässt, findet eigentlich einen Leichnam / tote Materie vor; wem das aufgegangen ist, kann sich in der Welt nicht mehr heimisch fühlen; er gehört bereits einer anderen „Welt" an; die vergängliche Welt ist seiner nicht würdig. – Die Offenheit der Formulierung in der Übersetzung von Jean-Yves Leloup entspricht mir mehr.

74 »Da nahm Gott Erde, formte daraus den Menschen und blies ihm den Lebenshauch in die Nase. So wurde der Mensch lebendig.« Genesis 2,7

75 Magdalena Rüetschi: Pascal's Zimmer. Gedichte. Im Waldgut, Frauenfeld 1992. S. 38

76 Henri Le Saux (Swami Abhishiktananda): Innere Erfahrung und Offenbarung. S. 221

77 Meister Eckhart. Hrsg. von Dietmar Mieth. S. 88

78 Ebd., S. 94

79 Peter Schreiner: Bhagavad-Gita. Wege und Weisungen. S. 112 - 113

80 Henri Le Saux (Swami Abhishiktananda): Innere Erfahrung und Offenbarung. S. 315

81 Robert Lax: Mit Robert Lax die Träume fangen. S. 116 – 117

82 Boris Pahor: Nekropolis. Berliner Taschenbuch Verlag, Berlin 2001. S. 12 – 13

83 Michael Gentschy: Yoga und christliche Spiritualität. S. 106

84 Tomas Tranströmer: Sämtliche Gedichte. S. 168

85 Georg Feuerstein: Die Yoga-Tradition. Geschichte, Literatur, Philosophie & Praxis. Yoga Verlag, Wiggensbach 2008. S. 43

86 Heinrich Zimmer: Indische Mythen und Symbole. Diederichs, Düsseldorf / Köln 1972. S. 77

87 Bettina Bäumer: Befreiung zum Sein. S. 65

88 Ebd., S. 84

89 Henri Le Saux: Das Geheimnis des heiligen Berges. Als christlicher Mönch unter den Weisen Indiens. Herder, Freiburg i. Br. 1989. S. 45

90 Michaëlle: Beten mit Körper, Seele und Geist. Übungen aus dem Hatha Yoga. Grünewald, Mainz 1979. S. 79

91 Henri Le Saux (Swami Abhishiktananda): Innere Erfahrung und Offenbarung. S. 173

92 Henri Le Saux (Swami Abhishiktananda): Innere Erfahrung und Offenbarung. S. 153

93 Alois M. Haas: Mystik als Aussage. Erfahrungs-, Denk- und Redeformen christlicher Mystik. Verlag der Weltreligionen / Insel, Frankfurt a. M. / Leipzig 2007. S. 108

94 Henri Le Saux (Swami Abhishiktananda): Innere Erfahrung und Offenbarung. S. 196

95 Friedrich Rückert: Am Abend zu lesen. Aus der »Weisheit des Brahmanen«. Ausgewählt und eingeleitet von Gertrude und Thomas Sartory. Herder, Freiburg i. Br. 1978. S. 47

96 Ebd., S. 49

97 Meister Eckhart: Deutsche Predigten. Hrsg. von Louise Gnädinger. Manesse, Zürich 2000. S. 24 – 25

98 Peter Schreiner: Bhagavad-Gita. Wege und Weisungen. S. 66

99 Ebd., S. 63

100 Ebd., S. 64

101 Meister Eckhart. Hrsg. von Dietmar Mieth. S. 88

102 Henri Le Saux: Das Geheimnis des heiligen Berges. S. 93

103 Henri Le Saux (Swami Abhishiktananda): Innere Erfahrung und Offenbarung. S. 175 - 176

104 Ebd., S. 181 - 182

105 Peter Schreiner: Bhagavad-Gita. Wege und Weisungen. S. 101

106 Friedrich Rückert: Am Abend zu lesen. S. 50

107 Das Evangelium des Thomas. S. 69

108 Peter Wild: Von der Wachheit des Wartens. S. 39

109 Bettina Bäumer: Befreiung zum Sein. S. 70

110 Regina Weiser / Angela Dunemann: Yoga in der Traumatherapie. Klett-Cotta, Stuttgart 2010. S. 130

111 Ebd., S. 131

112 Roberto Juarroz: Dreizehnte Vertikale Poesie. Residenz, Salzburg / Wien 1997. S. 70

113 Elmar Dalesi / Rolf Kersten: Zen im Gehen. Von der Wandermeditation zum Street-Zen. Benziger, Zürich / Düsseldorf 1996. S. 58

114 Thich Nhat Hanh: Das Wunder der Achtsamkeit. Einführung in die Meditation. Theseus, Zürich 1988. S. 18

115 Thich Nhat Hanh: Das Herz von Buddhas Lehre. Leiden verwandeln – Die Praxis des glücklichen Lebens. Herder, Freiburg i. Br. 1999. S. 113

116 Peter Schreiner: Bhagavad-Gita. Wege und Weisungen. S. 75

117 Meister Eckhart: Deutsche Predigten. S. 160

118 Peter Schreiner: Bhagavad-Gita. Wege und Weisungen. S. 83

119 Henri Le Saux (Swami Abhishiktananda): Innere Erfahrung und Offenbarung. S. 302

120 Sandra Anderson / Rolf Sovik: Yoga. Die Basis für Gesundheit, Harmonie, Spiritualität. Integral, München 2004. S. 4

121 Friedrich Rückert: Am Abend zu lesen. S. 121

122 Taïkan Jyoji: Tagebuch eines Zen-Meisters, der aus dem Westen kam. Benziger, Zürich / Düsseldorf 1997. S. 101

123 Meister Eckhart: Deutsche Predigten. S. 251

124 Mircea Eliade: Yoga. Unsterblichkeit und Freiheit. S. 237

125 Sandra Anderson / Rolf Sovik: Yoga – Die Basis für Gesundheit, Harmonie, Spiritualität. S. 197

126 Henri Le Saux: Die Gegenwart Gottes erfahren. S. 97 – 99

127 Henri Le Saux (Swami Abhishiktananda): Innere Erfahrung und Offenbarung. S. 269 – 273

128 Psalm 36,10

129 Unveröffentlichter Text von Henri Le Saux. Zitiert von Jacques Dupuis in: Henri Le Saux (Swami Abhishiktananda): Innere Erfahrung und Offenbarung. S. 13

130 Helen Gamborg: Das Wesentliche ist unsichtbar. Heilung durch die Energiezentren des menschlichen Körpers. Rowohlt, Reinbek 1998. S. 130 – 133

131 Vgl. Tarthang Tulku: Selbstheilung durch Entspannung. O. W. Barth / Scherz, Bern / München 1983

132 Vgl. Boris Tatzky / Anna Trökes / Jutta Pinter-Neise: Theorie und Praxis des Hatha-Yoga.

133 Henri Le Saux: Indische Weisheit – Christliche Mystik. Von der Vedanta zur Dreifaltigkeit. Rex, Luzern/München 1968. S. 99

134 Friedrich Rückert: Am Abend zu lesen. S. 48

135 Dschalaluddin Rumi: Traumbild des Herzens. Hundert Vierzeiler. Manesse, Zürich 1992. S. 123

136 Henri Le Saux (Swami Abhishiktananda): Innere Erfahrung und Offenbarung. S. 216

137 Peter Schreiner: Bhagavad-Gita. Wege und Weisungen. S. 79

138 Werner Lutz: Die Mauern sind unterwegs. Ammann, Zürich 1996. S. 23

139 Meister Eckhart: Deutsche Predigten. S. 237 – 238

140 Ebd., S. 140

141 Michael Gentschy: Yoga und christliche Spiritualität. S. 74

142 Ebd., S. 215 – 216

143 Vgl. Gotama Buddha: Mein Weg zum Erwachen. Eine Autobiographie. S. 70

144 Robert Lax: Mit Robert Lax die Träume fangen. S. 139

145 Henri Le Saux (Swami Abhishiktananda): Innere Erfahrung und Offenbarung. S. 184

146 Das Evangelium des Thomas.
Uwe-Karsten Plisch übersetzt:
Jesus spricht: »Ich bin das Licht, das über allem ist. Ich bin das All. Aus mir ist das All hervorgegangen. Und zu mir ist das All gelangt.«
»Spaltet ein Stück Holz – ich bin da.
Hebt den Stein auf, und ihr werdet mich dort finden.«
Uwe-Karsten Plisch: Das Thomasevangelium. Originaltext mit Kommentar. Deutsche Bibelgesellschaft. Stuttgart 2007. S. 195

147 Henri Le Saux (Swami Abhishiktananda): Innere Erfahrung und Offenbarung. S. 152

148 Bettina Bäumer: Befreiung zum Sein. S. 53

149 Vgl. das ganze Gedicht Im Warten in: Peter Wild: Schritte in die Stille. Die große Schule der Meditation. Grünewald, Ostfildern 2011. S. 183

150 Friedrich Rückert: Am Abend zu lesen. S. 49

151 Bettina Bäumer: Befreiung zum Sein. S. 107

152 Ulrich Schnabel: Muße. Vom Glück des Nichtstuns. Blessing, München 2010. S. 21

153 Ebd., S. 223

154 Sandra Anderson / Rolf Sovik: Yoga – Die Basis für Gesundheit, Harmonie, Spiritualität. S. 2

155 Meister Eckhart: Deutsche Predigten. S. 234 – 235

156 Willigis Jäger: Die Welle ist das Meer. Mystische Spiritualität. Herder, Freiburg i. Br. 2000. S. 177

157 Sylvie Germain: Immensités. Gallimard, Paris 1993. S. 110 – 111. Übersetzung: Peter Wild

158 Tetsuo Nagaya Kiichi Roshi: Tuschspuren / Bokuseki. Hrsg. von Volker Frank und Edgar Thriemer. Theseus, Zürich 1985. S. 20

159 Peter Handke: Leben ohne Poesie. Gedichte. Hrsg. von Ulla Berkéwicz. Suhrkamp, Frankfurt a. M. 2007. S. 126

160 Bettina Bäumer: Befreiung zum Sein. S. 222

161 Friedrich Rückert: Am Abend zu lesen. S. 116

162 Henri Le Saux (Swami Abhishiktananda): Innere Erfahrung und Offenbarung. S. 190

163 Sandra Anderson / Rolf Sovik: Yoga – Die Basis für Gesundheit, Harmonie, Spiritualität. S. 9

164 Meister Eckhart: Deutsche Predigten. S. 208

165 Ebd., S. 133

166 Ebd., S. 123

167 Ebd., S. 120 – 121

168 Ebd., S. 91

169 Ebd., S. 200

170 Ebd., S. 142 – 143

171 Aus dem Logion 19. Das Evangelium des Thomas. S. 70

172 Logion 50. S. 145

173 Logion 84. S. 202

174 Henri Le Saux: Das Geheimnis des heiligen Berges. S. 109

Weitere Bücher aus dem Verlag Via Nova:

Klarer Geist – weites Herz
Die Wirkung des integrativen Übens im Yoga
Helga Simon-Wagenbach

Hardcover, 240 Seiten, 108 Abbildungen, ISBN 978-3-86616-250-1

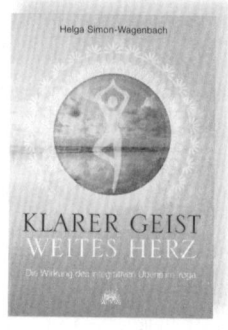

Die integrativeYogapraxis, die zur Balance, zur Meditation und zur Heilung führt, realisiert in einfachen und in anspruchsvollen Übungen das Zusammenwirken von Körper, Atem und höchster Aufmerksamkeit. Spürende Achtsamkeit als innere Haltung ermöglicht dadurch in jeder Yogaübung auch die individuell stimmige Balance zwischen Bemühen und Loslassen. Die Kunst des Übens im Yoga ist es, wie die Autorin anschaulich und nachvollziehbar erklärt, diese verschiedenen Aspekte als wechselseitige Ergänzungen zu erfahren, die zusammengehören und miteinander auf vielfältige Weise kommunizieren. Dabei ist es wichtig, sich immer wieder daran zu erinnern, dass es weniger auf das WAS des Übens als auf das WIE ankommt, um eine innere Vision zu verwirklichen.

Herz-Yoga
Die heilende Kraft inniger Verbindung
Mark Whitwell

Paperback, 304 Seiten, 160 Fotos und Grafiken, ISBN 978-3-86616-176-4

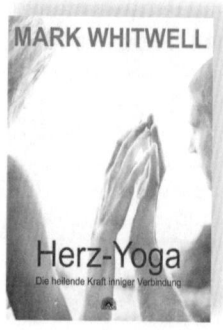

„Der höchste Ort yogischer Bewusstheit ist das Herz, nicht der Kopf." Und im Herzen sind wir alle schon erleuchtet, meint Mark Whitwell. Er studierte den Yoga bei bedeutenden Meistern wie T.K.V. Desikachar, der ihn auch in den Yoga des Yogameisters T. Krishnamacharia einführt. Im „Herz-Yoga" wagt Whitwell Revolutionäres: Er formuliert ein neues, ein eigenes Yogasutra des Herzens: 44 knapp zusammengefasste Weisheiten über das Leben, die Liebe und die Erleuchtung. Yoga ist für den Autor das Leben selbst, ein Tanz des Männlichen und des Weiblichen in gegenseitigem Respekt. Wie sich dies auf die eigene, tägliche Yogapraxis auswirken kann – auch dies kann man in diesem aufrüttelnden Buch lernen.

Die Vision vom göttlichen Menschen
Eine spirituelle Weg-Begleitung in das neue Jahrtausend
Barbara Schenkbier

Paperback, 424 Seiten, 21 ganzseitige Bilder, ISBN 978-3-928632-68-3
Prachtband: Geb., 424 Seiten, Einband Kunstleder mit Goldaufdruck,
21 ganzseitige Bilder, Zweifarbendruck, ISBN 978-3-928632-18-8

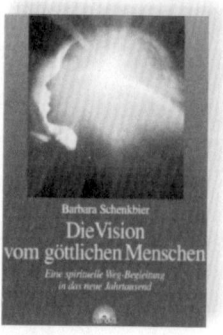

Das Buch ist ein umfassendes Standardwerk, das den Durchbruch einer neuen Evolutionsstufe im Bewusstsein des Menschen vorbereiten hilft. Aufbauend auf wissenschaftlichen Erkenntnissen und der mystischen Tradition aller Religionen führt es zu einem tieferen Wissen über das menschliche Bewusstsein, um dann den Weg zum göttlichen Menschen zu beleuchten. Alle wichtigen Schritte werden beschrieben, wesentliche Übungen aus einer neuen Sicht heraus dargestellt und die Transformationsstufe zu einem neuen Bewusstsein geschildert. Beim Lesen und Anwenden der beschriebenen Wahrheiten eröffnet sich dem Leser eine neue Sicht auf den Sinn des Lebens. Alle, die den geistigen Weg beschreiten, werden ihn besser verstehen, ihn bewusster, mutiger und konsequenter weitergehen. Das Buch ist aus der eigenen spirituellen Erfahrung der Autorin heraus geschrieben und eröffnet den Blick in eine Zukunft, die die evolutionäre Schöpferkraft selbst schaffen wird.

Radikales Erwachen
Nimm dich im Alltag ganz an
Jeff Foster

Hardcover, 256 Seiten, ISBN 978-3-86616-282-2

Jeder spirituell Suchende sehnt sich nach Einssein, Freiheit und bedingungsloser Liebe, „anzukommen" und im Hier und Jetzt vollständig aufzuwachen. Wer es liest, begegnet keinem neuen spirituellen Konzept, keiner Theorie, sondern der Einfachheit, Schönheit und Tiefe einer überwältigenden Erfahrung. Lebensnah, humorvoll, berührend und im besten Sinne radikal in seiner Direktheit zeigt Jeff Foster, wie die vollkommene Akzeptanz des Lebens und der Gefühle zur Freiheit führen und alles verwandeln kann. In jeder Zeile ist spürbar, dass er aus der eigenen lebendigen Erfahrung schöpft, und so geraten wir schon beim Lesen in den erfrischenden Sog der Freiheit.

Der Aufstieg der Seele
Meditationsübungen des Raja-Yoga
Swami Kriyananda

Paperback, 240 Seiten, ISBN 978-3-86616-298-3

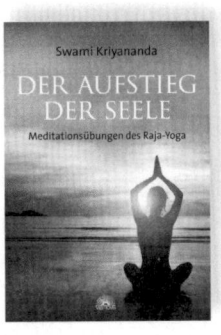

Wer sich auf die Übungen dieses ungewöhnlichen Buches einlässt, ganz gleich ob Anfänger oder Fortgeschrittener, der kann mit dem hier erstmals vermittelten Wissen zu höchstem Bewusstsein gelangen. Die detaillierten, praxisnahen Beschreibungen sowie die sehr konkreten Meditationsanleitungen aus der Tradition des Raya-Yogas führen den Leser Schritt für Schritt zum Erwachen des Geistes. Auch die Auswirkungen auf die Physiologie sowie der Nutzen für das tägliche Leben werden sehr ausführlich beschrieben. Selten zuvor hat es solch klare Anweisungen für den Prozess der Erleuchtung gegeben wie in diesem Buch, das inspiriert ist von der großen Weisheit des berühmten Paramahamsa Yogananda, Autor des Weltbestsellers „Autobiografie eines Yogis".

Sein Bewusstsein auf eine höhere Seinsebene bringen
Geführte Meditationen
Werner Vogel

CD, Laufzeit: 70 Minuten, ISBN 978-3-86616-123-8

Die Grundübung aller spirituellen Wege ist die Meditation. Das Ziel der Meditation in allen spirituellen Traditionen ist die Erfahrung eines nicht-dualistischen Bewusstseinszustands. Um in den Zustand des Geistes in der bewussten Erfahrung des „ewigen Hier und Jetzt" zu kommen, bedarf es einer stufenweise aufgebauten Übungspraxis. Geführte Meditationen können helfen, den zerstreuten Geist zu sammeln und auszurichten. Dadurch kommt der Übende zur Ruhe und zur Erfahrung der inneren Stille. Der Geist beruhigt sich und wird klar wie die Oberfläche eines aufgewühlten Sees, auf dessen Grund man sehen kann. Schließlich tritt der Zustand der gesammelten inhaltslosen Wachheit im Geist ein und der Übende wird offen und frei für ein höheres Bewusstsein. In der CD werden 3 Meditationsübungen angeboten, teilweise unterlegt mit meditativer Musik.

Meditation hilft heilen
Der Übungsweg des Herzens
Peter Wild

Paperback, 192 Seiten, ISBN 978-3-936486-58-2

Peter Wild zeigt in seinem neuesten Buch auf, dass und wie die Meditation zu einem Vorgang der Heilung werden kann. Was er in Kursen und Ausbildungen weitergibt, macht er nun in Buchform zugänglich. Von der großen Kunst der Vermittlung, von der seine Kurse leben, lebt auch das Buch. Das Buch führt in unterschiedliche Ausrichtungen der Meditation ein:

- die Meditation als Weg zu den eigenen Ressourcen,
- die Meditation als Sensibilisierung für die innere heilende Kraft,
- die Meditation als Umgang mit dieser heilenden Kraft im Dienst der Selbstheilung,
- die Meditation als Sendung dieser heilenden Kraft zu anderen Menschen.

Peter Wild versteht es, alte spirituelle Heiltraditionen im Licht der modernen Erkenntnisse (Psychotherapie, Neurologie, Traumaforschung) verständlich zu machen. Zudem knüpft er an der oft vergessenen Tatsache an, dass am Anfang der christlichen Tradition ein Heiler steht: Jesus von Nazareth hat geheilt und den Heilungsauftrag in aller Selbstverständlichkeit weitergegeben.

Hilfe zur Selbsthilfe
Emotionale Krisen meistern
Jutta Westphalen

Paperback, 160 Seiten, ISBN 978-3-86616-318-8

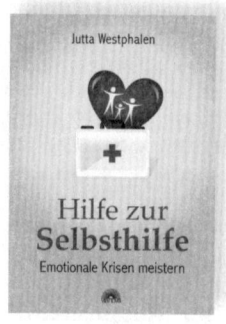

Wer wünscht sich in seelischen Notfällen nicht einen liebevollen Begleiter, der einem die Hand reicht und mit viel Herzenswärme und Verständnis versorgt? Dieses Buch ist ein solcher Begleiter, immer griffbereit als ideenreicher Helfer und praktischer spiritueller Ratgeber für alle denkbaren inneren Notlagen. Ein Erste-Hilfe-Kasten für die Seele! Die Autorin schöpft aus einem überreichen Erfahrungsschatz als Therapeutin, Heilerin, Großmutter, weiser Medizinfrau und zeigt, wie emotionale Wunden behutsam verarztet und seelische Krisen mutig gemeistert werden. Wirksame Methoden und kreative Anregungen alter Heilkünste und moderner Wissenschaften bahnen den schnellen Weg in die eigene Mitte und zeigen, wie man wieder innere Ruhe, Kraft, Selbstvertrauen und Lebensfreude findet.

Vom Segen der Dankbarkeit
Was dich wirklich glücklich macht
Angeles Arrien

Paperback, 240 Seiten, ISBN 978-3-86616-262-4

Dankbare Menschen, so haben Studien ergeben, sind zufriedener, mehr mit sich im Einklang, sie leben länger, spüren mehr Freude, Liebe und Glück. Aber wie wird man dankbar? Angeles Arrien weist einen völlig neuen Weg: Im Einklang mit der Natur, Monat für Monat, nimmt sie den Leser an die Hand und führt ihn – begleitet von Übungen, Meditationen und Praktiken aus den spirituellen Traditionen der Welt – in ein neues Erleben der Wirklichkeit. Ein echtes Arbeitsbuch, ein Buch, mit dem man lernt, Dankbarkeit in alle Bereiche des eigenen Lebens zu bringen – in Beruf und Finanzen, in Beziehungen, in Gesundheit, Ernährung und Spiritualität.

Das One-Bewusstsein
In der Erfahrung der Einheit die Fülle des Seins leben
Barbara Vödisch

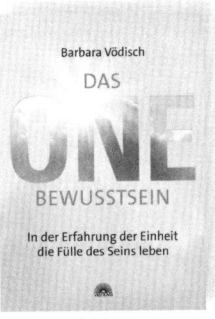

Paperback, 192 Seiten, ISBN 978-3-86616-261-7

Jetzt ist die Zeit, den Sprung von einer dualen Weltsicht, die trennt und auf Angst und Mangel basiert, in das Bewusstsein der Einheit und Fülle zu vollziehen. Willst du, dass deine Probleme enden, deine Beziehungen liebevoll und erfüllend sind? Sehnst du dich nach einer menschlicheren Welt, nach mehr Leichtigkeit und Liebe in deinem Leben? Wenn du es nicht mehr bei der Theorie belassen, sondern wirklich den Bewusstseinssprung vollziehen und in der Fülle des Seins leben willst, fordert dieses Buch von dir alles. Es packt dich, enttarnt deine Illusionen, hilft dir, dich von deinen Verstrickungen und jeglichen Leiden zu lösen und endlich glücklich und eins mit allem zu sein. Barbara Vödisch lebt seit über 12 Jahren in diesem Bewusstsein. Um dieses auch anderen zu eröffnen, hat sie in der Arbeit mit vielen Menschen ein einfaches und effektives System zum Erwachen in der Einheit entwickelt.

Mein spiritueller Weg in die mystische Erfahrung
„Der Christ der Zukunft wird ein Mystiker sein. Einer, der etwas erfahren hat, oder er wird nicht mehr sein." (Karl Rahner)
Mit einem Vorwort von Willigis Jäger
Helga Kerschbaum

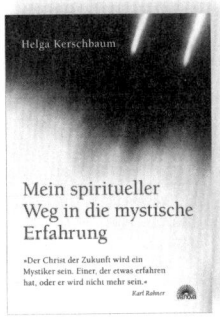

Paperback, 160 Seiten, ISBN 978-3-86616-271-6

Nicht allzu oft bekommt man die Gelegenheit, so unmittelbar und direkt, so präzise und lebendig an der inneren Transformation eines Menschen teilzuhaben wie bei der Lektüre dieses Buches. Mit großer Offenheit und Authentizität erzählt die Autorin von ihren überwältigenden mystischen Erfahrungen und begleitend dazu vermittelt sie kenntnisreich das tiefe Wissen vieler christlicher Mystiker und großer Zenmeister. Vor dem Hintergrund ihrer intensiven inneren Erlebnisse entdeckt sie dabei faszinierende Übereinstimmungen eines modern interpretierten Christentums und der buddhistischen Weisheitslehren. Mit Herzblut geschrieben und im Innersten berührend, kann dieses Buch für alle ernsthaft spirituell Suchenden eine echte Ermutigung und große Unterstützung sein.

Alles ist da – du musst es nur finden
Mystische Erfahrungen im Alltag
Gisela Zuniga

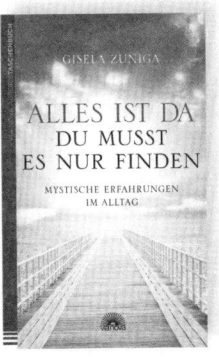

Taschenbuch, 208 Seiten, ISBN 978-3-86616-251-8

Viele Menschen in unserer Zeit suchen nach religiöser Erfahrung, sehnen sich nach Spiritualität. Eine erfahrene Meditationslehrerin macht sich mit dem Leser auf die Spur seiner tiefsten Sehnsucht. Sie begleitet ihn auf dem Weg zur Vereinigung mit dem letzten Geheimnis, mit seinem tiefsten Grund, mit Gott. Sie lehrt den spirituellen Weg der Kontemplation. Sie führt in die Stille, um hinter der Stille des letzten Geheimnisses gewahr zu werden, in die Fähigkeit des Loslassens und zur Erfahrung des wahren Selbst. Es ist der Weg von der Oberfläche in die Tiefe, vom Haben zum Sein, aus der Zerstreutheit zurück in den Ursprung. Jeder Mensch, so sagt die Autorin, ist fähig, in ein Höheres Bewusstsein zu erwachen und ein Leben aus der Kraft des Seins zu führen, ohne Angst, ohne Sorge, in Freiheit und Liebe.